シニアの脳トレーニング⑨

脳トレーニング研究会編

コピーして使えるシニアの脳トレーニング遊び

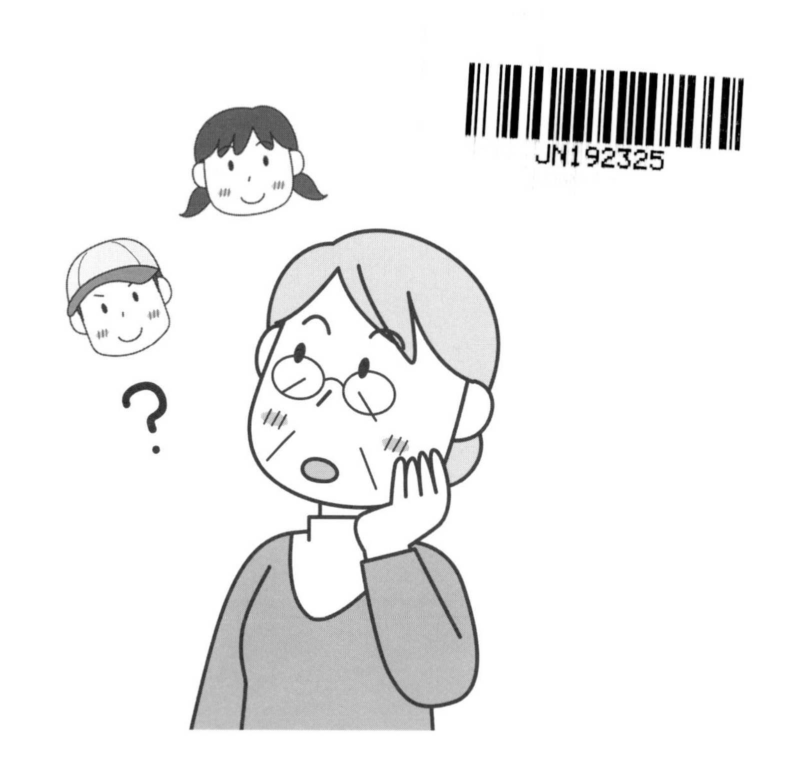

黎明書房

はじめに

この本には，バラエティに富んだ楽しいクイズやパズル，遊びが数多く収録されています。

今までの脳トレ本にはないユニークなクイズばかりなので，毎日しても飽きません。

・頭の柔軟性をきたえる「判じ絵」
・うろおぼえの記憶をはっきりさせる「うろおぼえクイズ」
・違いを識別する力を高める「４人の顔を覚えましょう」
・日常生活での計算能力を高める「スーパーの大売出し」

など，34 種の脳トレで，楽しく笑って，脳を活性化させることができます。

また，コピーして配っていただくことで，施設ではレクリエーションとしても気軽にお使いいただけます。

問題ができてもできなくても，楽しく大いに笑ってください。

どうぞ，お楽しみください。

2018 年 9 月

脳トレーニング研究会

お楽しみ

十二支が一つ本文にまぎれこんでいます。何ページでしょう？

もくじ

1 十二支の順番って？

① 十二支の前半分です。どちらが正しいでしょうか。

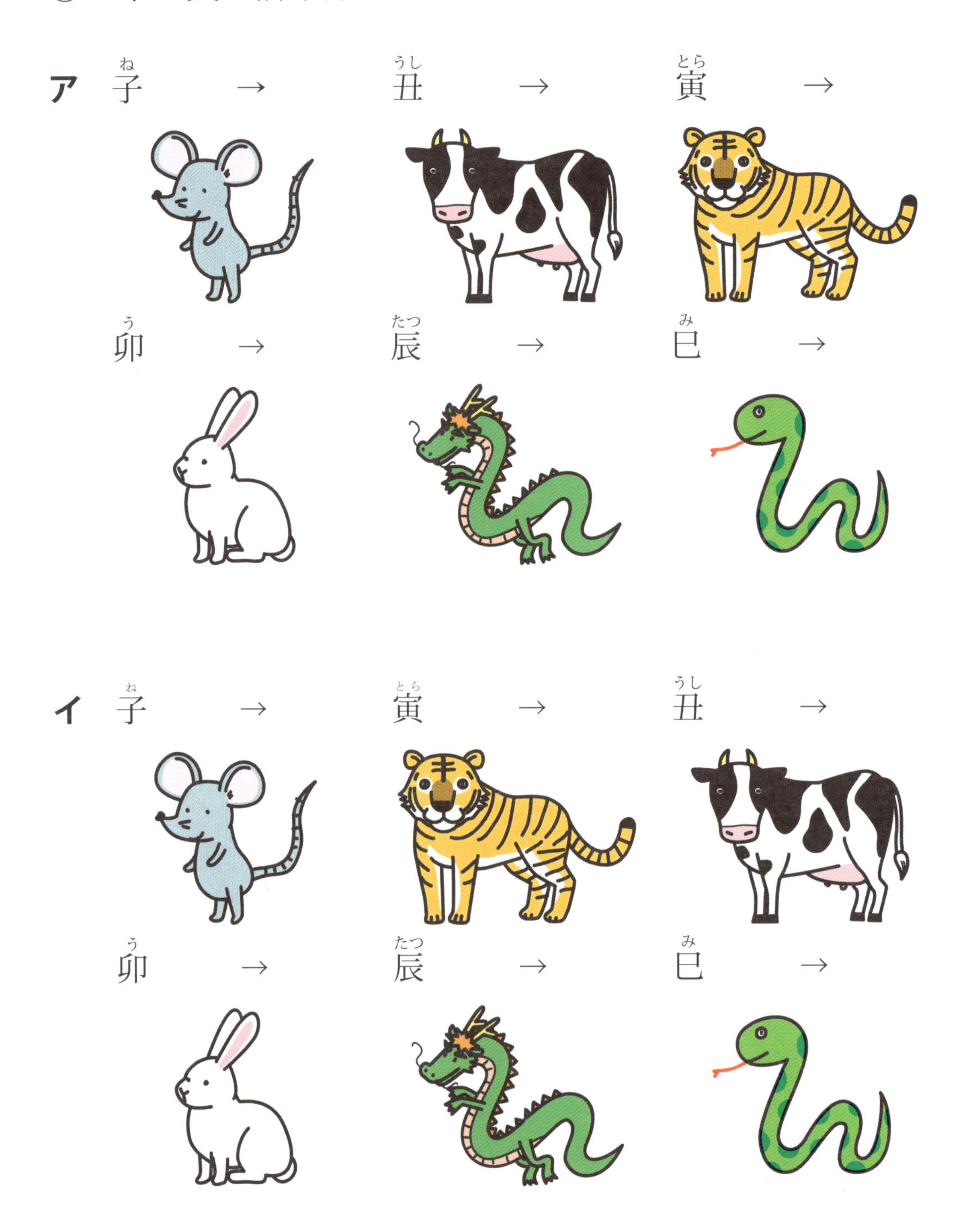
ア
ね
子 →
うし
丑 →
とら
寅 →
う
卯 →
たつ
辰 →
み
巳 →
イ
ね
子 →
とら
寅 →
うし
丑 →
う
卯 →
たつ
辰 →
み
巳 →

② 十二支の後ろ半分です。どちらが正しいでしょうか。

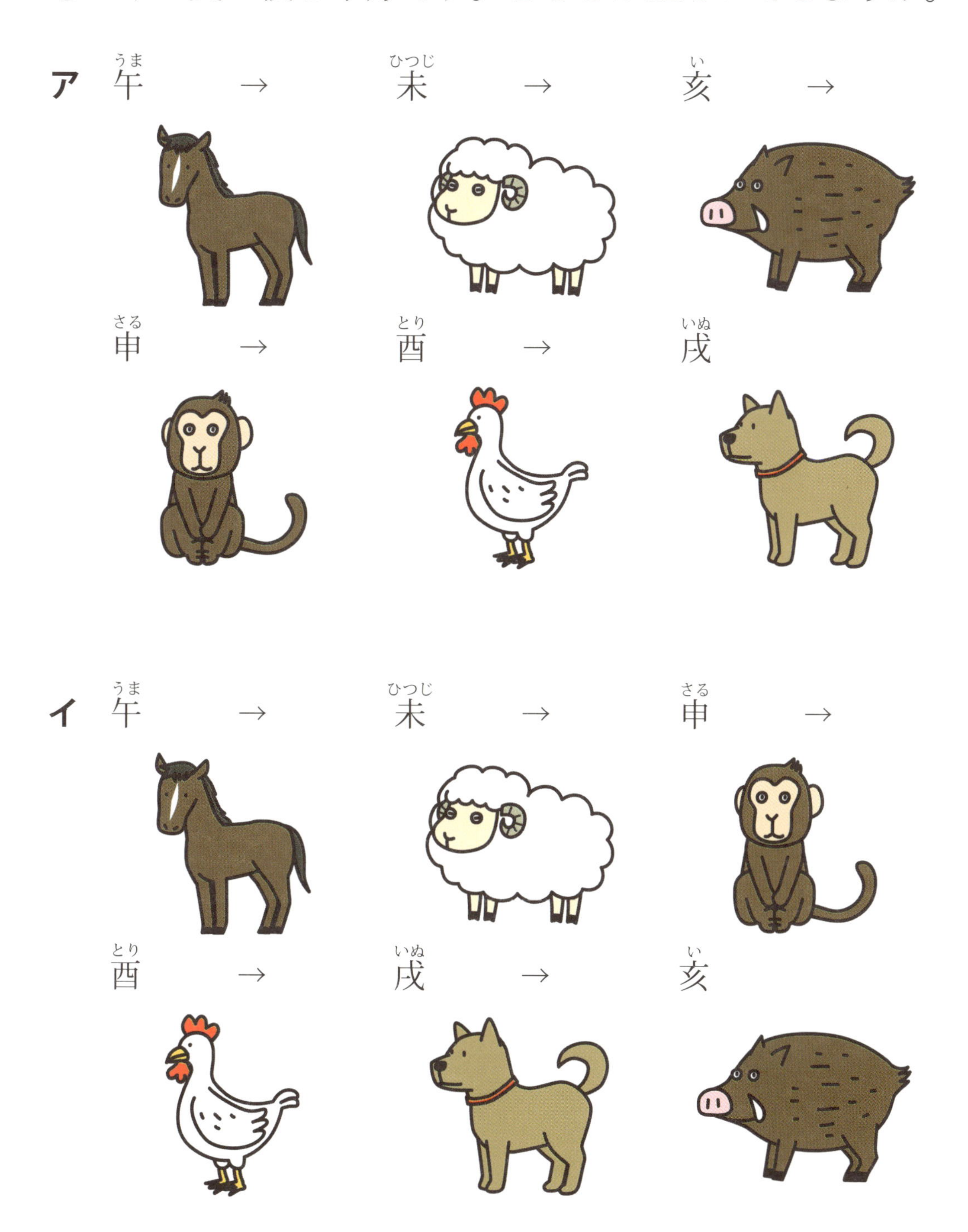

2 東西南北って？

どちらが正しいでしょうか？　アかイか正しい方を選んでください。

① 左右

ア

右————左

イ

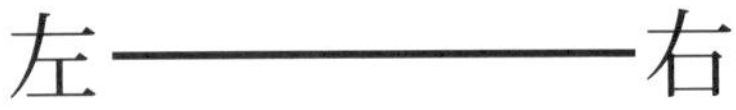

左————右

② 上下

ア

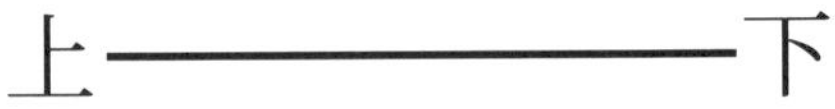

上————下

イ

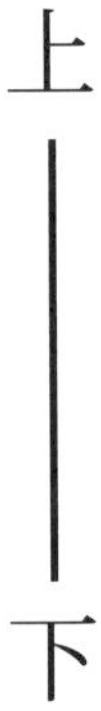

上
｜
下

③ 東西南北

ア

北
南 ＋ 東
西

イ

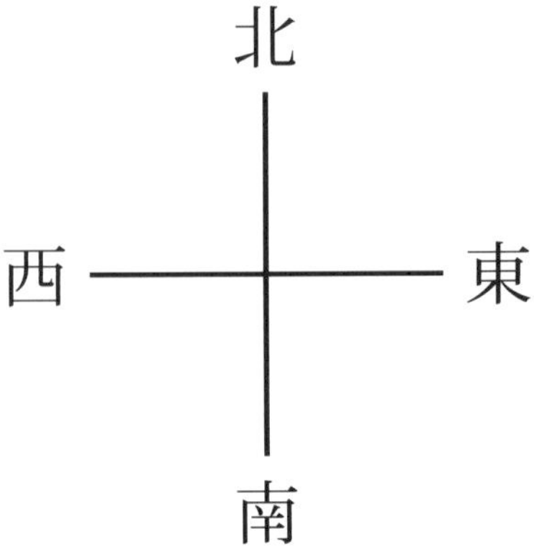

北
西 ＋ 東
南

3 電気をつけよう

コードがこんがらがってしまいました。

A から E の電気をつけるには①から⑤のうち，どのプラグをコンセントに差し込めばよいでしょう。

A の電球は③のプラグです。残りを 10 秒で答えてください。

［ **A**－③，**B**－　　，**C**－　　，**D**－　　，**E**－　　］

A　B　C　D　E

①　②　③　④　⑤

4 判(はん)じ絵(え)①

４つの絵は，それぞれある物の名前を表しています。それは何でしょう。江戸時代に流行した遊びを楽しみましょう。

①

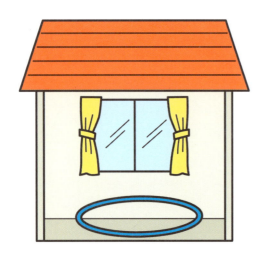

②

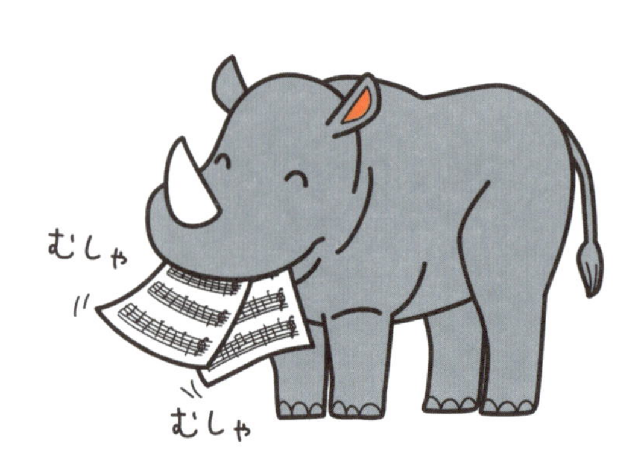

③

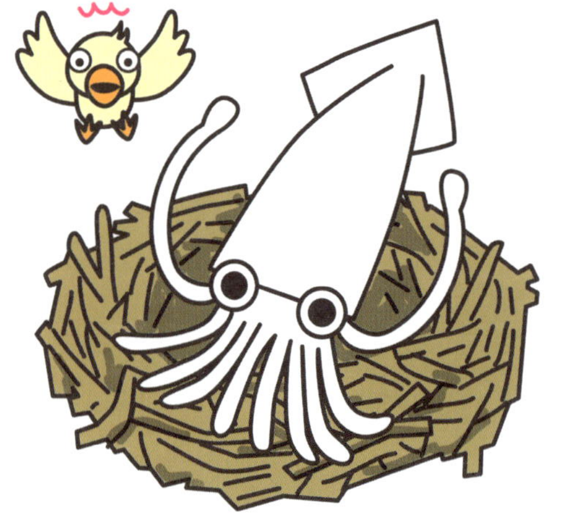

④

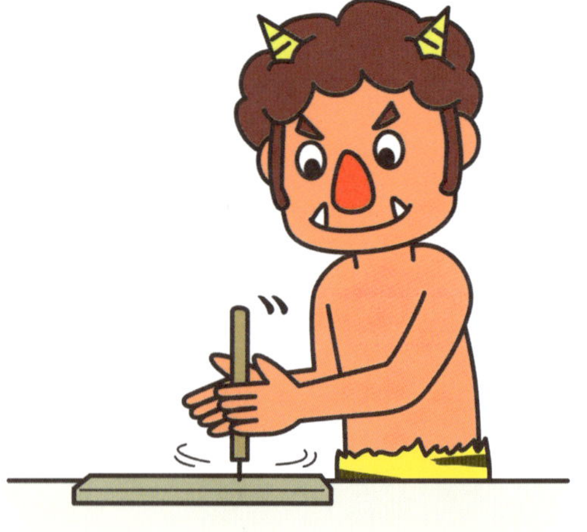

5 ４人の顔を覚えましょう

　このページの顔を 10 秒くらいじっと見て，覚えたと思ったら，次のページの問題に答えてください。まずは４人から。

①

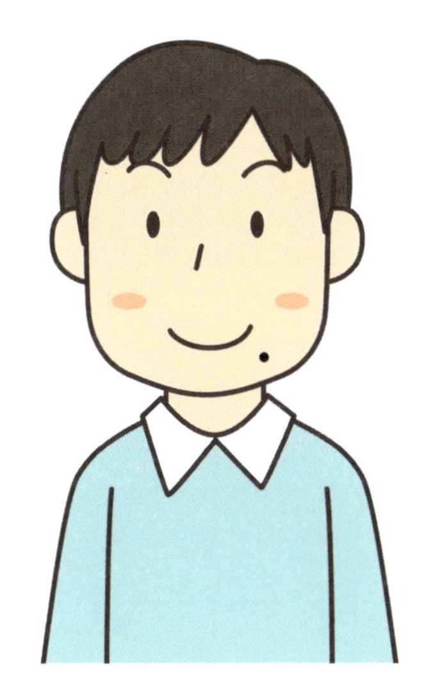

②

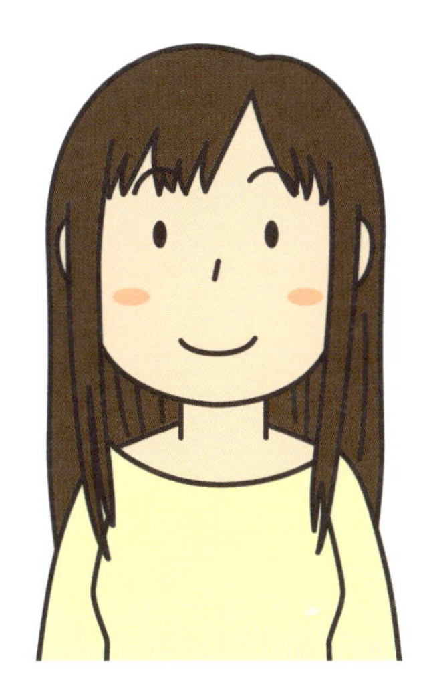

③

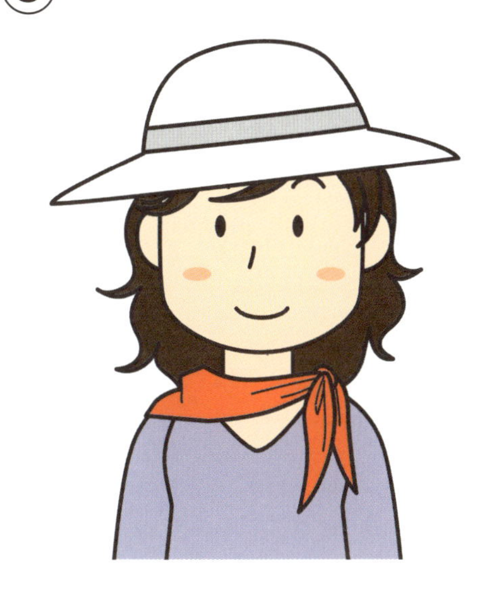

④

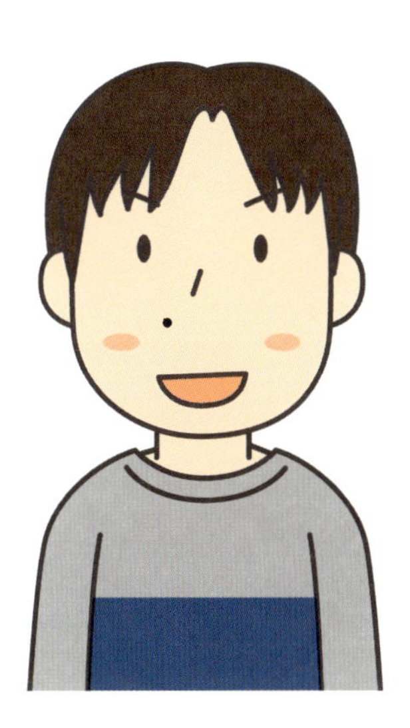

問題 1

女の人は何人いましたか？

問題 2

ほくろのある人は何人いましたか？

問題 3

左上の人は，男の人でしたか？

問題 4

右下の人は，帽子をかぶっていましたか？

問題 5

マスクをしている人はいましたか？

6 おもしろ数字クイズ

下の数字はある法則で並んでいます。下の□の中に，あてはまる数字を入れてください。

31
28
31
A
31
30
31
31
30
B
30
31

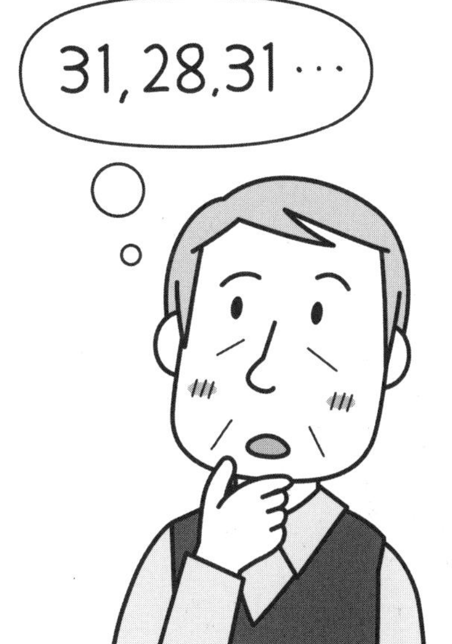

7 写真，間違いさがし

１組の４つの写真があります。しかし，１つだけ，仲間でない写真が混じっています。それを当ててください。

① 日本の名所旧跡です。

A

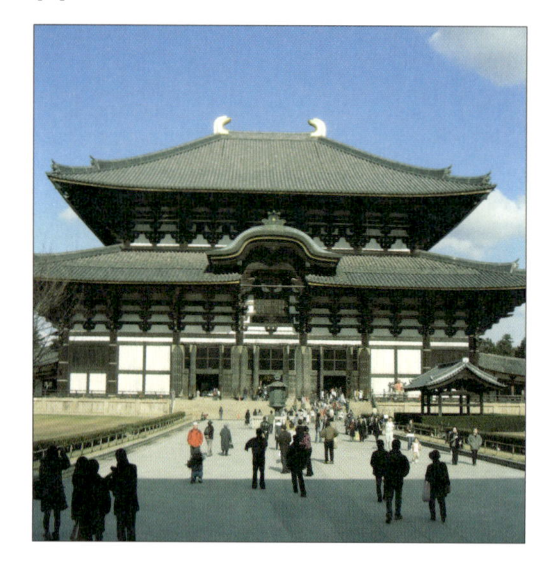

B

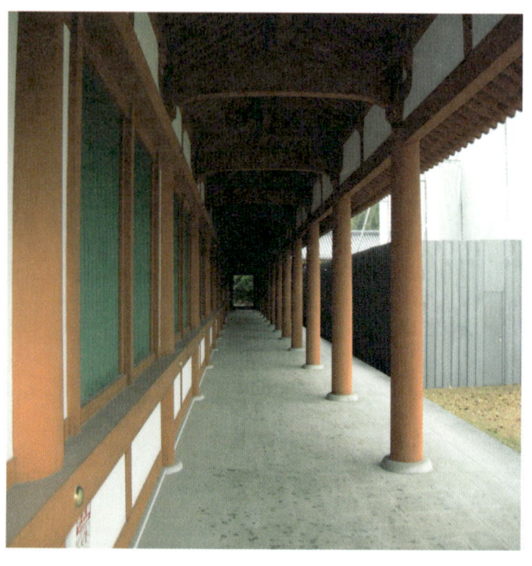

C

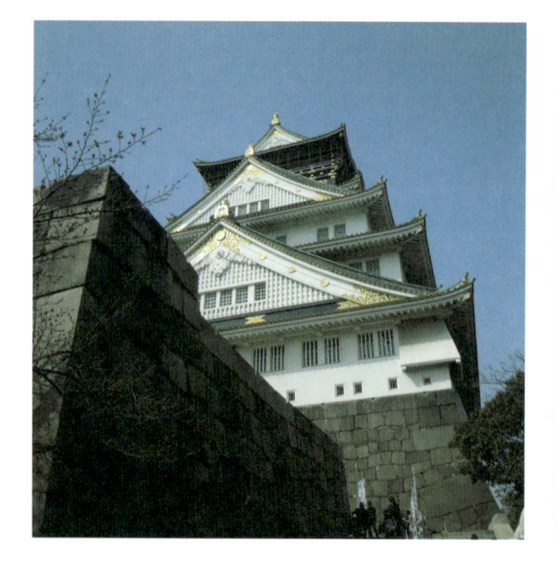

D

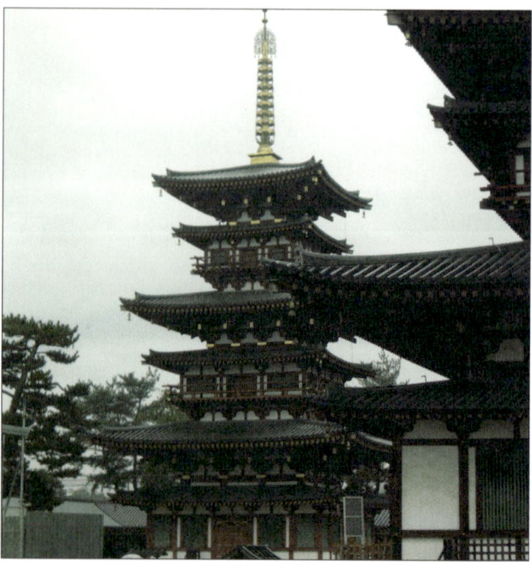

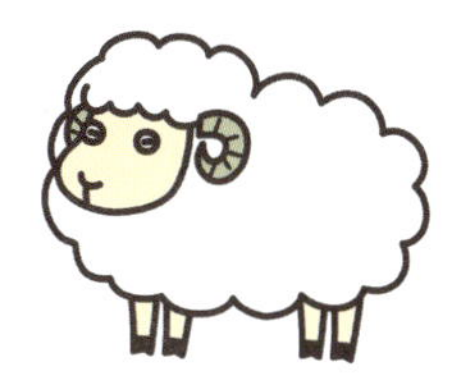

② 世界の美しい風景です。

A

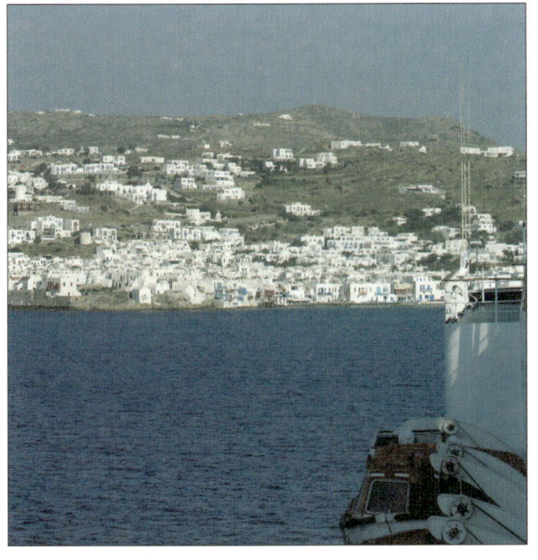

ヒント：ギリシャ

B

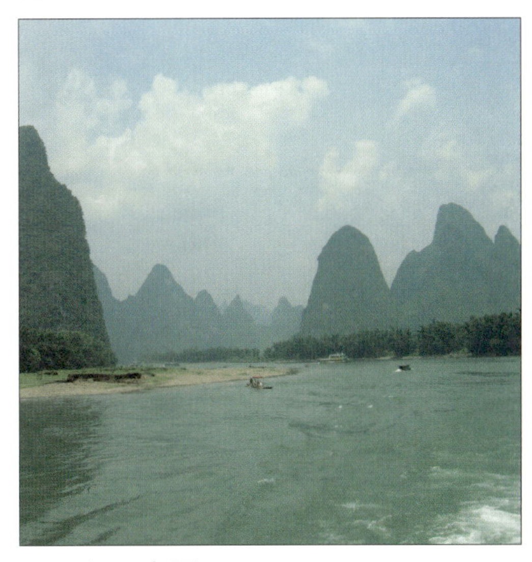

ヒント：中国

C

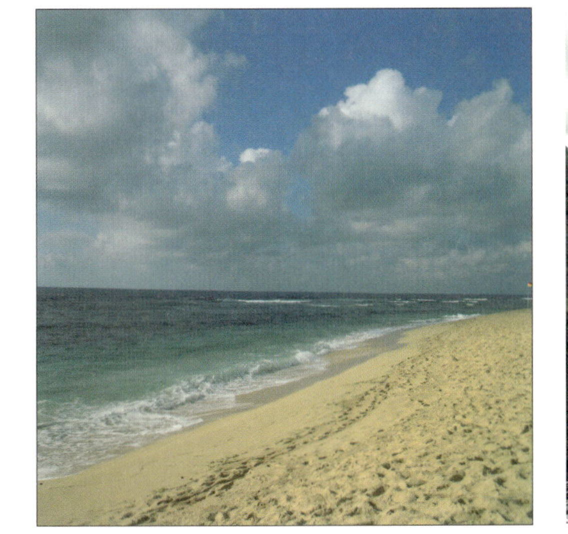

ヒント：インドネシア

D

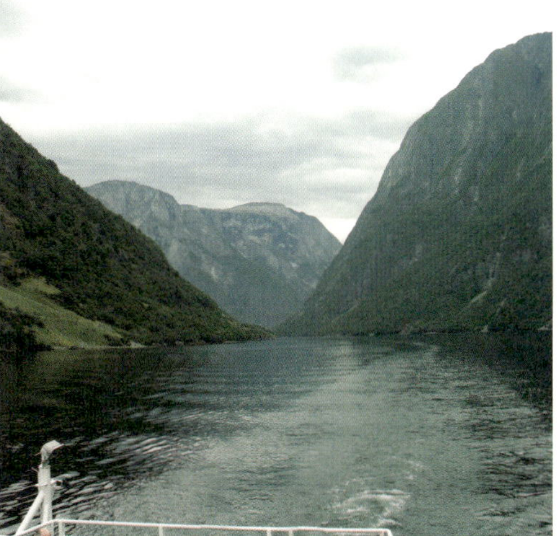

ヒント：ノルウェー

8 尺貫法(しゃっかんほう)って昔あったね

今はメートル法です。昔は百貫(かん)デブなどと言われ悔しい思いをしたものです。

では，問題です。

① 1寸は1㎝より短い。○か×か？

② 1尺は12寸である。○か×か？

③ 1貫は1㎏より重い。○か×か？

④ 1坪は畳1枚分より狭い。○か×か？

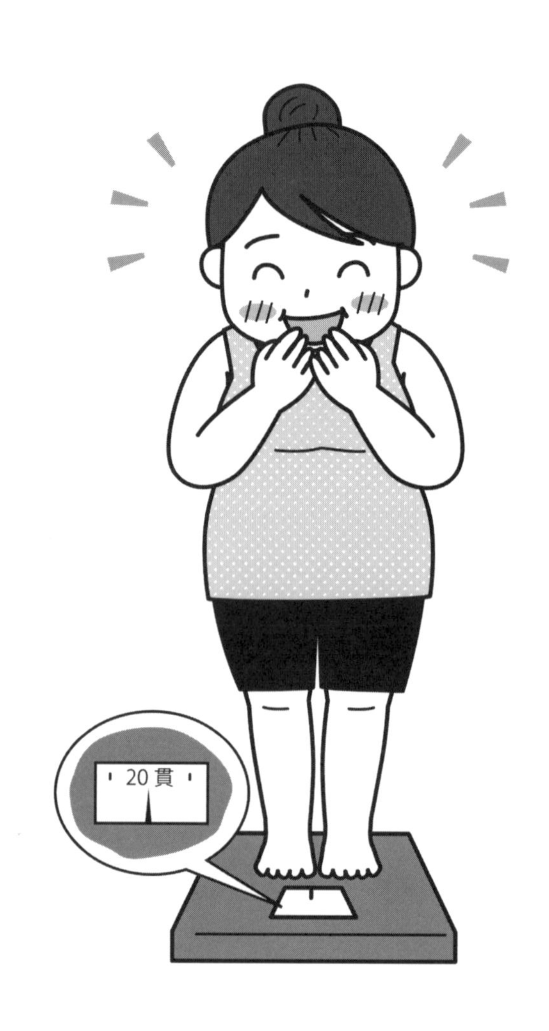

⑤　昔，乾物屋(かんぶつや)さんで「砂糖を１斤(きん)ください」などと言って目方で買いました。では，１斤は，１kgより軽いでしょうか，重いでしょうか。

⑥　食パンひと山の１斤は，340 グラム以上をいう。○か×か？

⑦　長い映画のことを長尺物(ちょうじゃくもの)という。○か×か？

⑧　尺の付く虫の名前は？

⑨　寸暇(すんか)や寸借詐欺(すんしゃくさぎ)の寸は，長さの寸から来た言葉である。○か×か？

⑩　今でも，公的に匁(もんめ)が使われているものがあります。それはなんでしょう。３つから選んでください。
(　金塊　　真珠　　ダイヤモンド　)

9 スーパーの大売出し

スーパーが大売出しです。割引の仕方もいろいろです。

いったいいくらになるのでしょう。計算してみてください。値段はすべて税込です。

① エノキダケは１袋で100円です。２袋で150円です。では，４袋でいくらでしょうか。

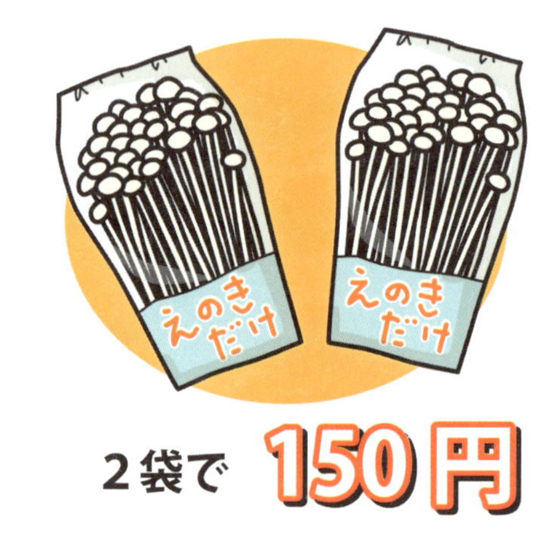

② 牛乳１Ｌパックが４パックで，100円引き!! では牛乳５パックでいくらでしょう。

牛乳は，１Ｌ１パック100円です。

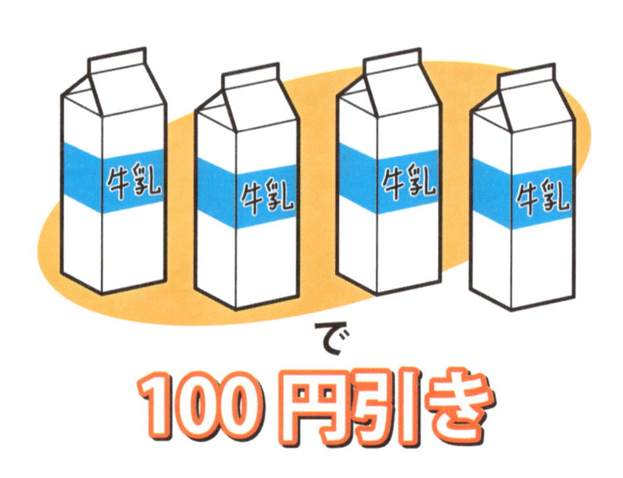

③　納豆は３パックで１束です。５束を買うと，５割引き !!　では納豆 15 パックでいくらでしょう。

納豆は３パック１束 120 円です。

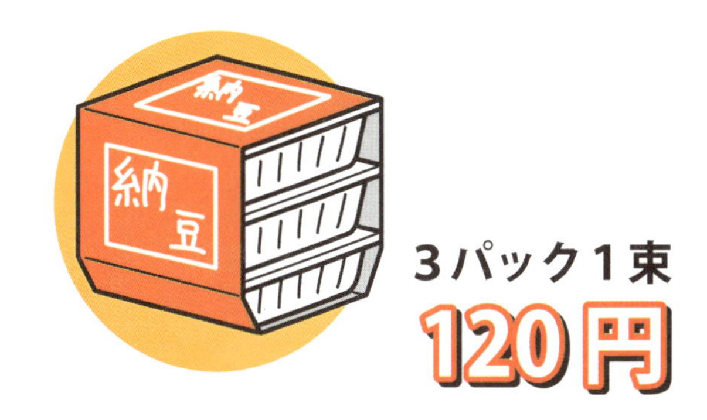

④　きゅうり３本で，１本サービス !!　では，６本でいくらでしょう。きゅうり１本は，30 円です。

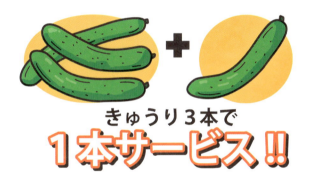

⑤　発泡酒６缶１パック 650 円です。２パック買うと２缶おまけになります。発泡酒 16 缶ではいくらでしょう。発泡酒は１缶で 130 円です。

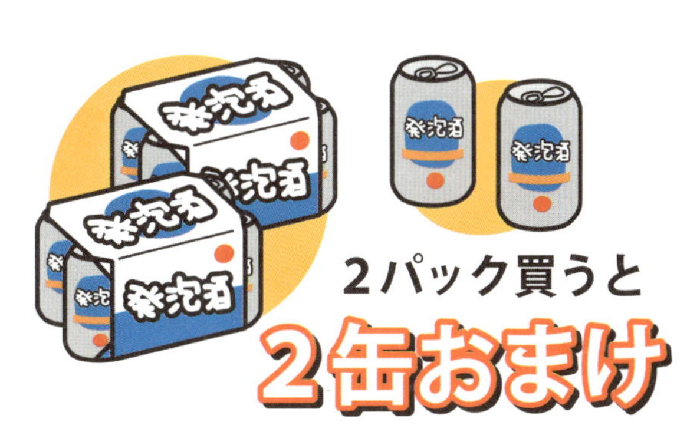

10 隣の県はどこ？

日本地理のおさらいです。陸続きで隣かどうか，○か×で答えてください。

① 東京都の隣は大阪府である。

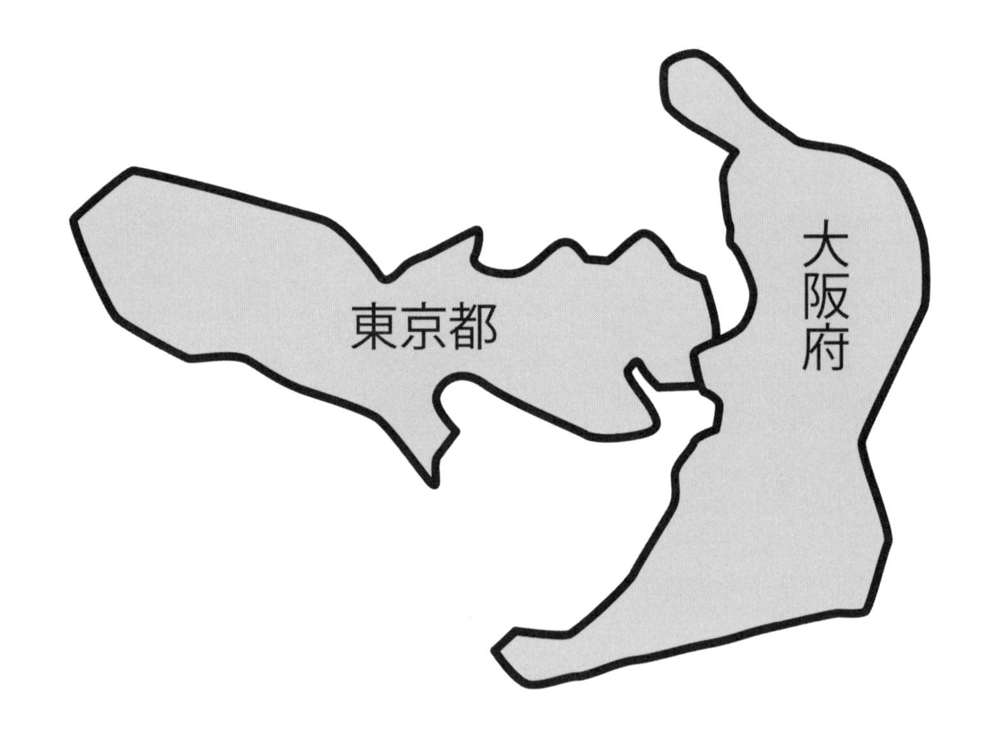

② 愛知県の隣は長野県である。

③ 熊本県の隣は高知県である。

④ 新潟県の隣は群馬県である。

⑤　静岡県の隣は島根県である。

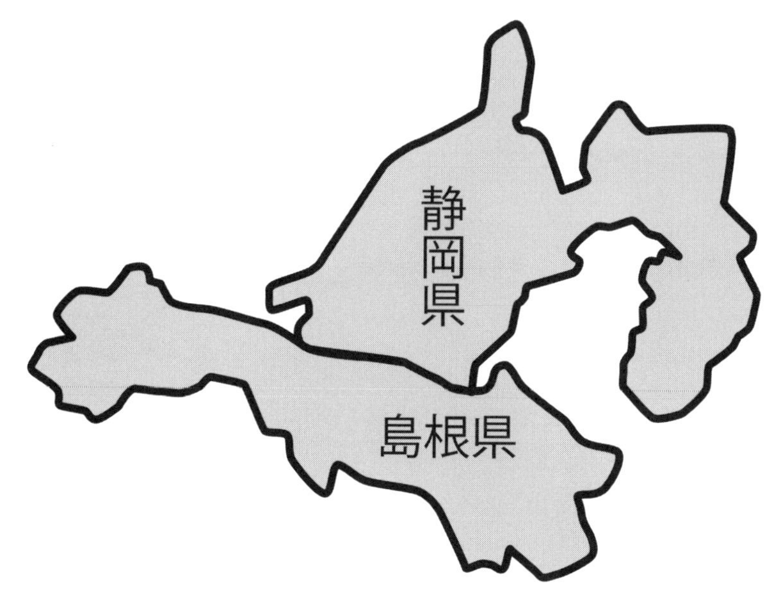

⑥　山梨県の隣は埼玉県である。

⑦　三重県の隣は京都府である。

⑧　宮城県の隣は秋田県である。

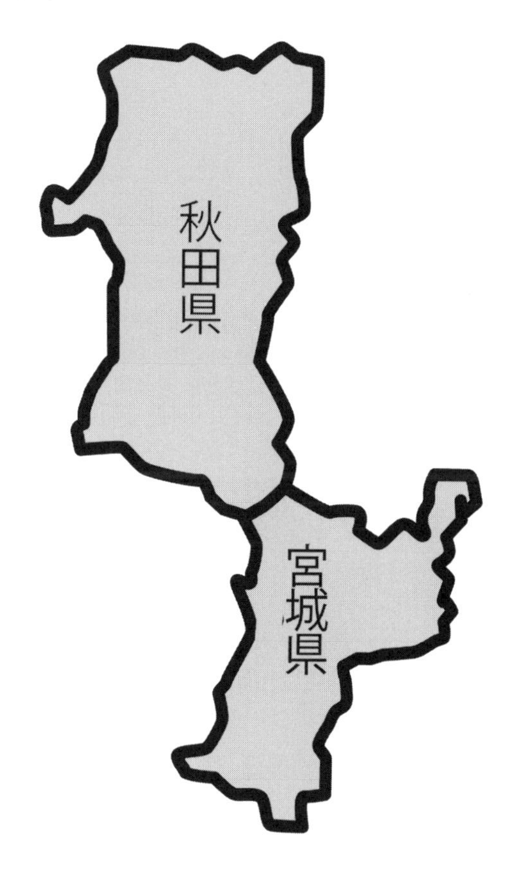

⑨　滋賀県の隣は和歌山県である。

⑩　広島県の隣は岡山県である。

11 復習！ 日本史○×クイズ①

昔ならった日本史を，○×クイズで復習しましょう。

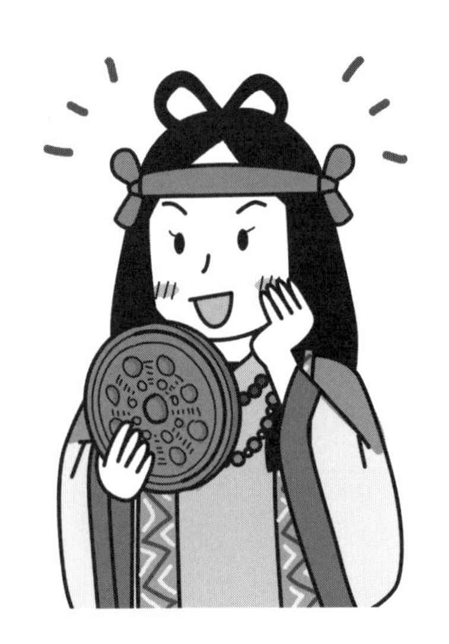

① 卑弥呼は，中国へ使者を送って鏡をもらった。

② 聖徳太子は，少年のころ戦いに参加して勝った。

③ 時の記念日は，聖武天皇が漏刻（水時計）を作った日である。

④ 紫式部の『源氏物語』は源頼朝が，1192年鎌倉幕府を開くまでの話である。

⑤ 鎌倉幕府は，蒙古の襲来によって滅ぼされた。

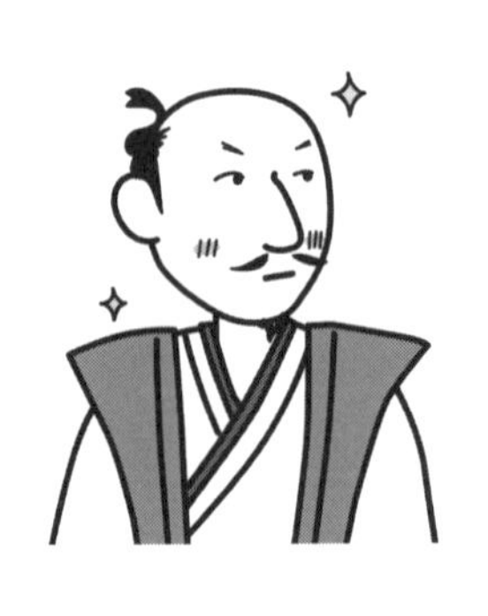

⑥ 織田信長は，豊臣秀吉より年下だった。

⑦ 徳川家康の外交顧問にイギリス人がいた。

⑧ 徳川幕府は，1853年にペリーが日本にやってくることを，あらかじめ知っていた。

12 裏表記憶遊び 宝島編

裏の宝島の地図は，表の宝島の地図と３つ違っています。さて，どこでしょう。

まず，表の宝島の地図をじっと見て，そのあと裏の宝島の地図を見て当ててください。

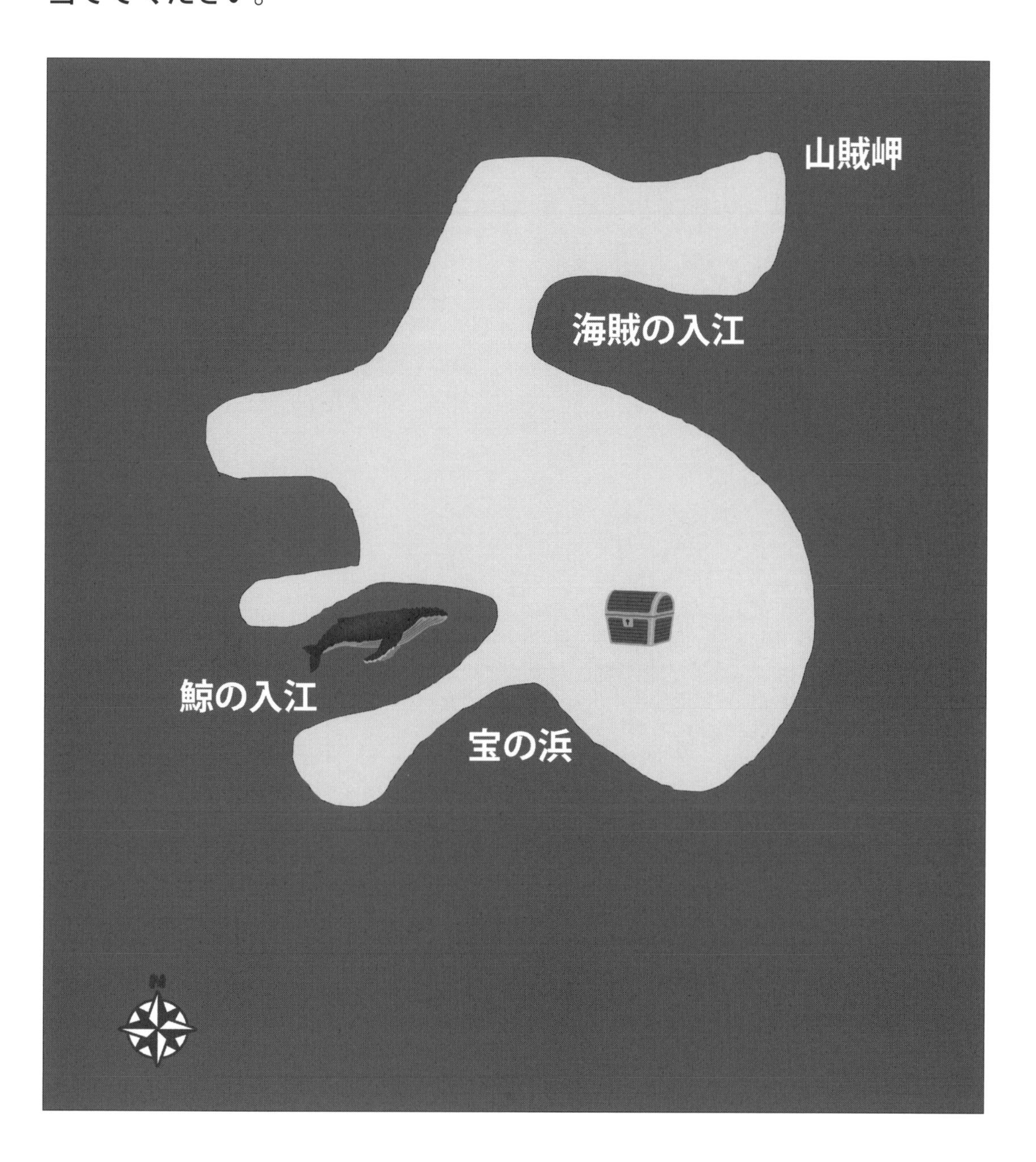

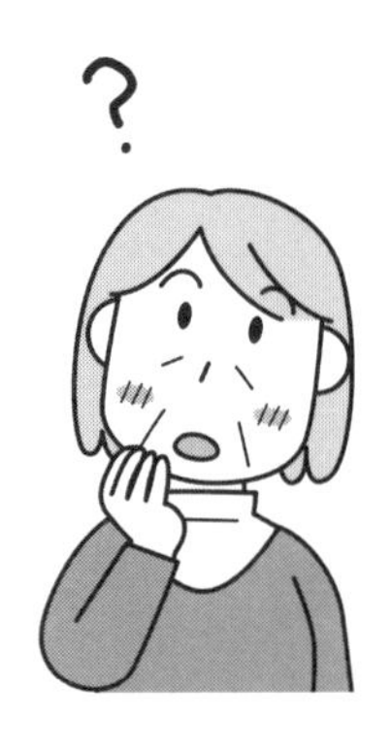
?

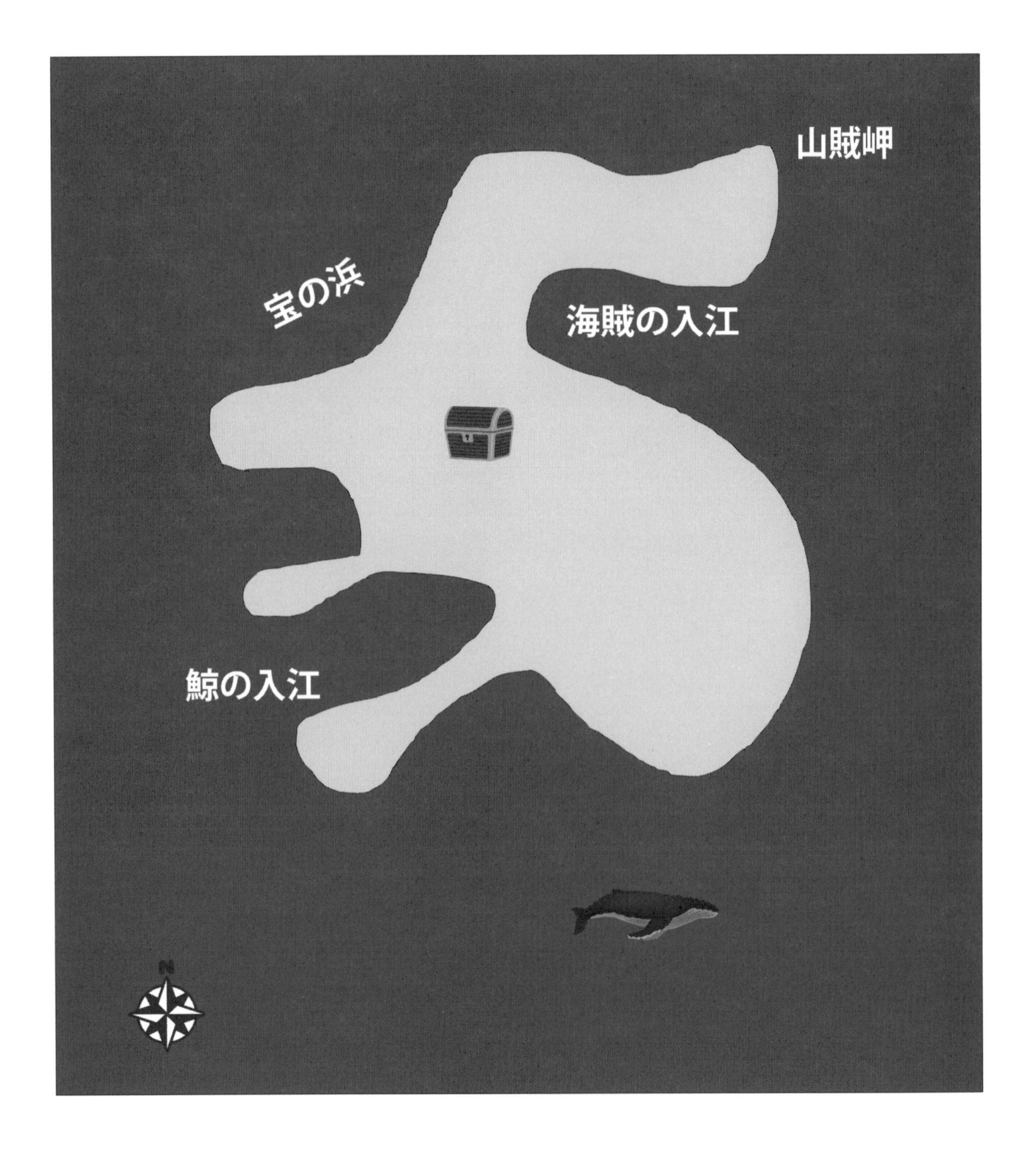
山賊岬
宝の浜
海賊の入江
鯨の入江
N

13 黒い●白い○

黒と白の丸が並んでいます。

黒と白の並び方を覚えてください。

①なら①の並び方を覚えたと思ったら，次のページを見てください。①から⑥まであります。順番にやってください。

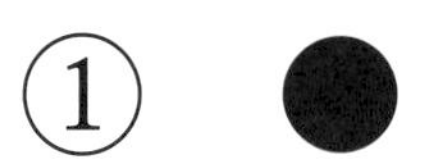

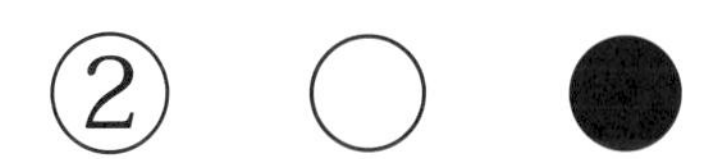

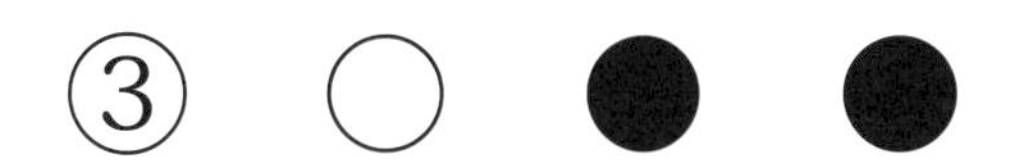

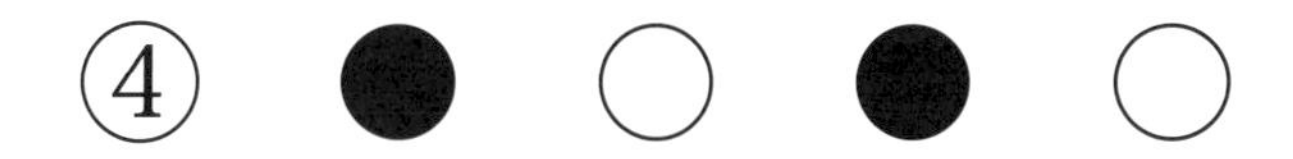

⑤ ● ● ○ ○ ○

⑥ ○ ○ ● ● ○ ●

［問題］

下の黒い●，白い○の順番は，前のページの黒い●，白い○の順番と同じですか。

○か×で答えてください。

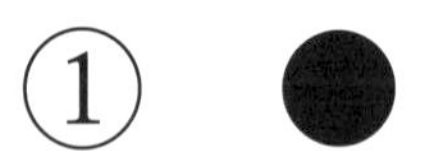

③　○　●　○

④　●　○　●　○

⑤　○　○　●　●　○

⑥　○　○　●　●　○　●

14 あなたの語彙力確認クイズ①

友だちの使った慣用句におかしなものが混じっています。次の文に使われている慣用句が正しいか正しくないか，○か×で答えてください。

① 「あなたは，自分のことを二階に上げて，人の失敗ばかり笑っている」と，ガールフレンドに言われました。

② 友だちは，いつも「住めば都だ」と言って，ゆうゆうと暮らしています。

③ 友だちに，アンティークのネックレスをみせたら，「掘り出し物よ。あなたの目は節穴ね」とほめられちゃったわ。

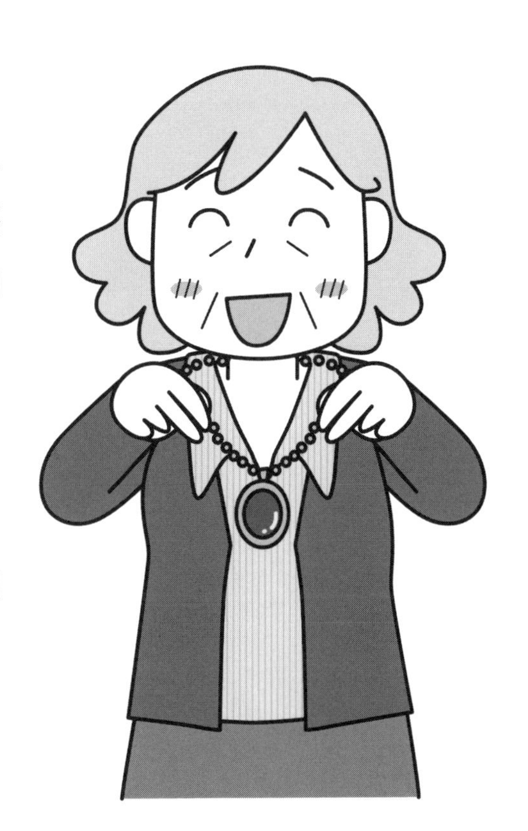

④ 友だちに「おまえはまったく極楽トンボだ。うらやましいな」と言われました。

15 うろおぼえクイズ

次のこと，うろおぼえではありませんか？

① **満年齢**：花子さんのお孫さんは平成２年８月１日生まれです。今は，平成30年10月１日です。では，満でいくつでしょう。

② **数え年**：太郎さんのお孫さんは平成５年11月１日生まれです。今は，平成30年10月１日です。では，数え年でいくつでしょう。

③ **未満**：18歳未満は，18歳は入る。○か×か？

④ **以上**：６歳以上は，６歳は入る。○か×か？

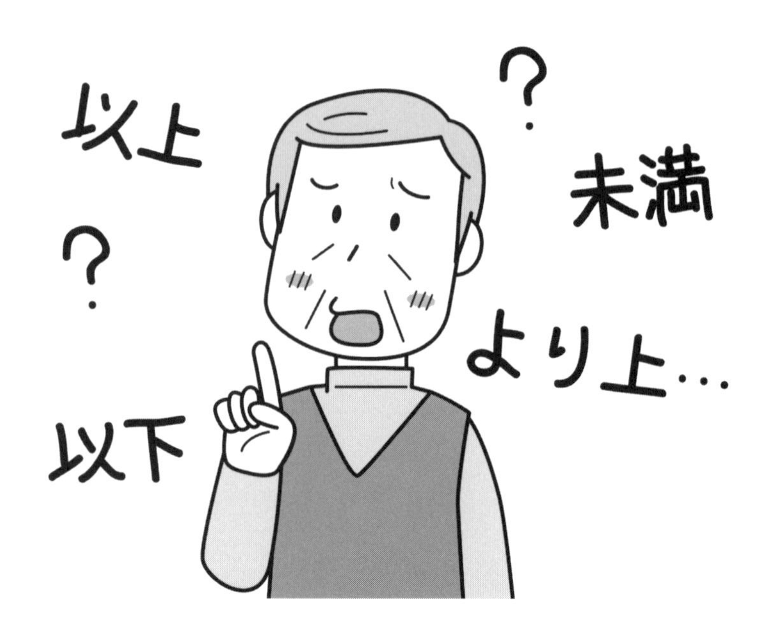

⑤　午後０時は，正午のことである。○か×か？

⑥　2000 年は 21 世紀である。○か×か？

⑦　始発・終電はよく言われるが，初電・終電，始発・終発なども言われる。○か×か？

⑧　川の右岸は，上流に向かって右側を言う。○か×か？

⑨　富士山は，日本で一番高い山である。○か×か？

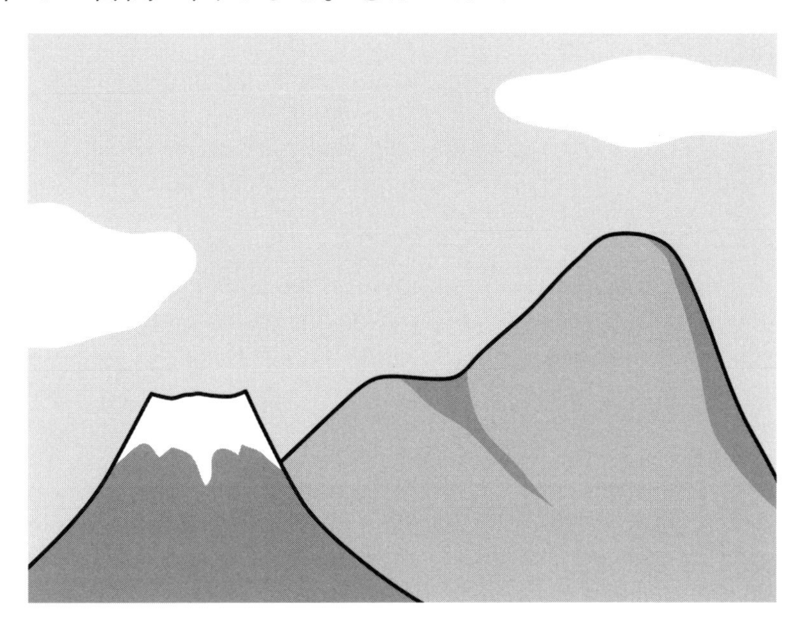

⑩　東京は東京都，大阪は大阪府，京都は京都である。○か×か？

16 あれ！ あの県どう書くんだっけ？

いつも書いていないと，ついつい記憶が怪しくなるものです。
では，正しい方を選んでください。

① **あいち県**　（　愛知県　　愛地県　）

② **やまなし県**　（　山無県　　山梨県　）

③ **えひめ県**　（　愛姫県　　愛媛県　）

④ **ぐんま県**　（　群馬県　　郡馬県　）

⑤ **おおいた県**　（　大板県　　大分県　）

⑥ **ぎふ県**　（　岐府県　　岐阜県　）

⑦ **やまがた県**　（　山形県　　山潟県　）

⑧ **あおもり県**　（　青森県　　青盛県　）

⑨ **わかやま県**　（　若山県　　和歌山県　）

⑩ **みえ県**　（　美重県　　三重県　）

⑪ **くまもと県**　（　熊本県　　熊元県　）

17 矢印，どっち向きだっけ？

次のページにも同じような矢印が４つあります。

① 次のページの矢印を 30 秒見つめてください。

② それぞれの矢印の向きを覚えてください。

③ 覚えたと思ったら，このページにもどってください。

④ 向きが同じかどうか，○か×で答えてください。

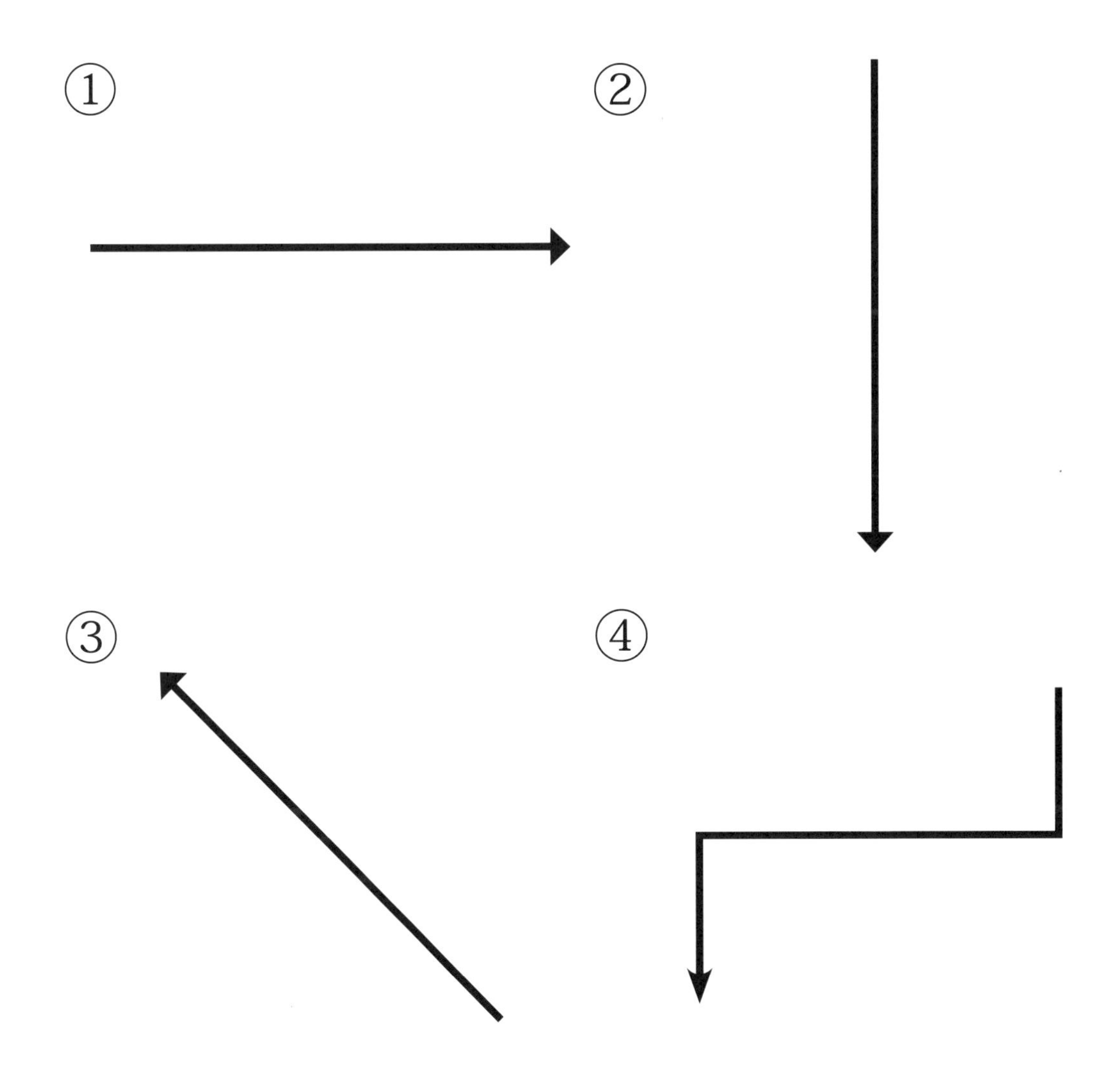

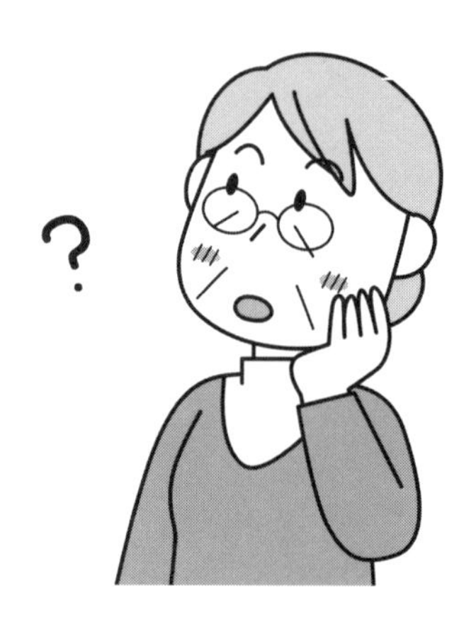

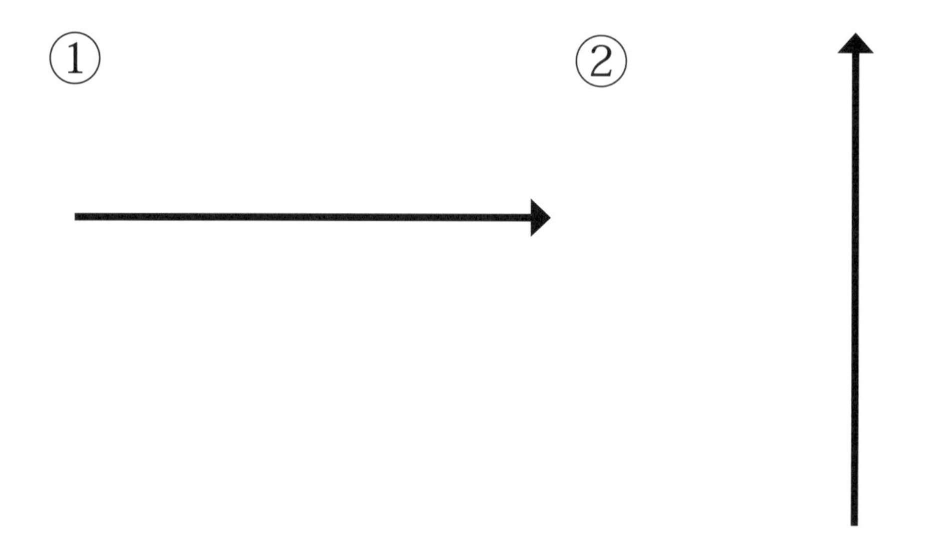
①
②

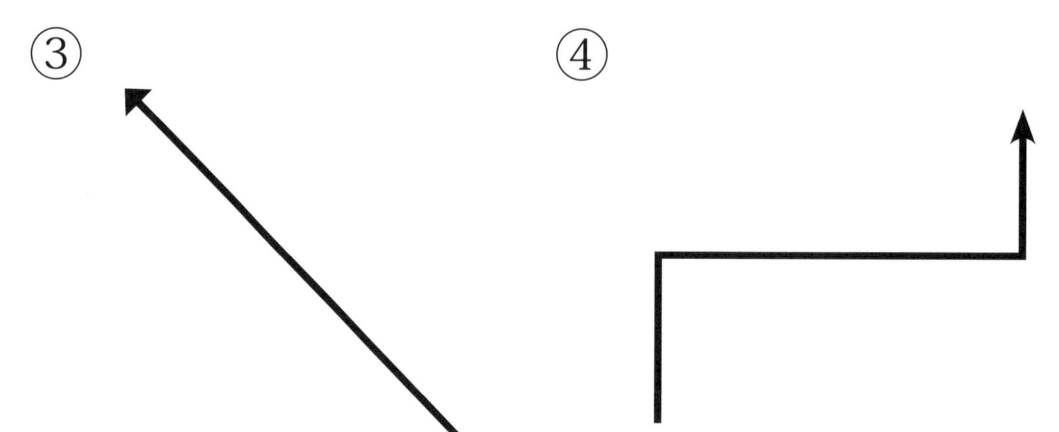
③
④

18 あなたの語彙(ごい)力確認クイズ②

この人の言うことには，それぞれ１ヵ所おかしなところがあります。正しい言い方に直してください。

① 彼女のバッグは，100 万円もするそうだ。まったく小判の持ち腐れだ。

② 彼はまったく手ごわい。とても二筋縄ではいかない。

③ ほんとうに，猫も木から落ちるとは，よく言ったものだ。

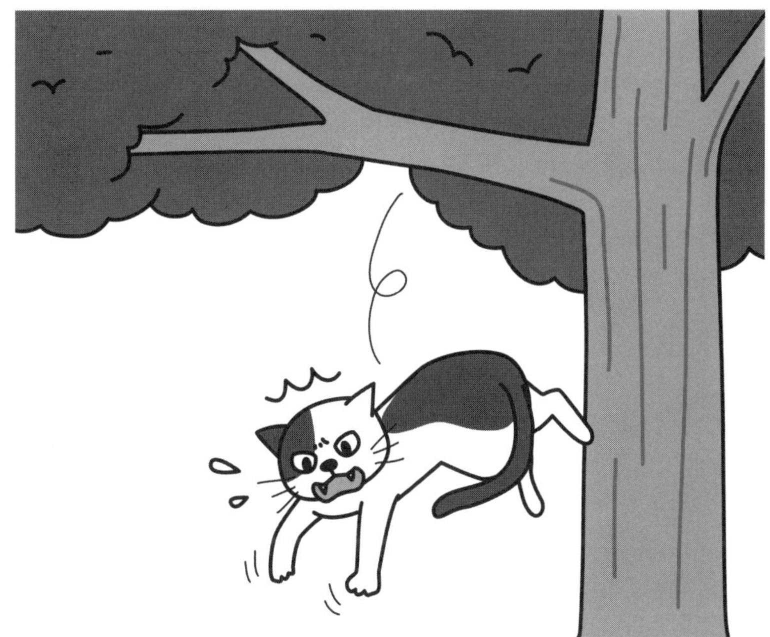

④ あの人は何でもよく知っている。まるで生き仏だ。

⑤ 彼は，仕事の上では，最近，飛ぶ犬を落とす勢いだ。

19 あいうえおかきくけビンゴ

① 「あいうえおかきくけ」のカードを用意します。

② 「あいうえおかきくけ」の平仮名を，下のような３×３のマスに好きなように書いてもらいます。

③ 「あいうえおかきくけ」のカードをトランプのように切り裏返します。係の人が，１枚ずつめくってその平仮名を言います。

※ビンゴがあまり出ないように，平仮名を言うのは６つまでにします。

④ 早く，タテ，ヨコ，ナナメが揃った人がビンゴ！　です。

あいうえおかきくけビンゴ

※好評なら，何度してもＯＫ！

20 判じ絵②

　４つの絵は，それぞれある物の名前を表しています。それは何でしょう。江戸時代に流行した遊びを楽しみましょう。

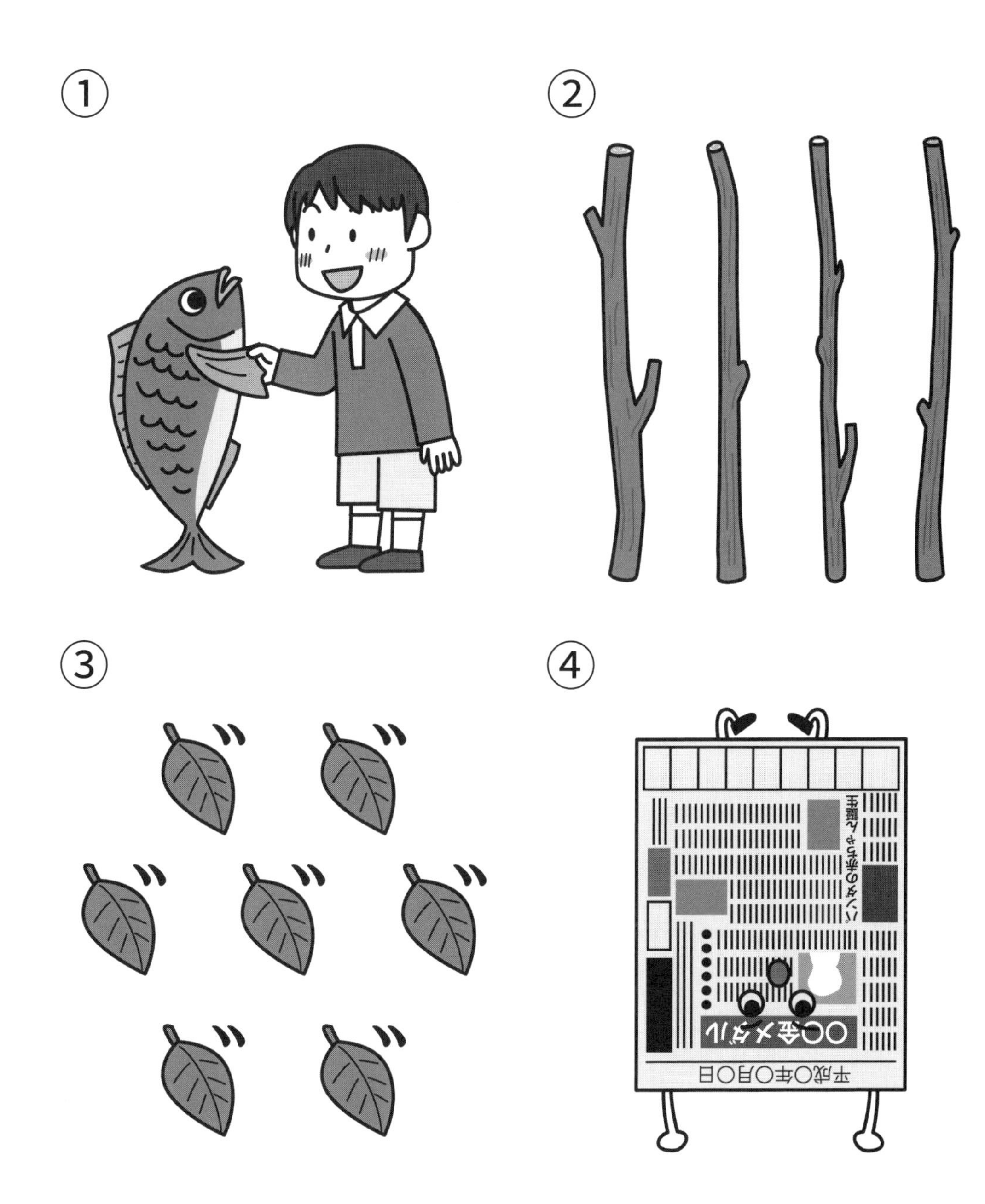

21 漢字どっちが先？

思わず迷ってしまいます。正しい書き方を選んでください。

① とっとり県 ―― 取鳥県 / 鳥取県

② 情報しゅうしゅう ―― 収集 / 集収

③ きゅうきゅう車 ―― 急救車 / 救急車

④ しんりん ―― 林森 / 森林

⑤ ごご ―― 午後 / 後午

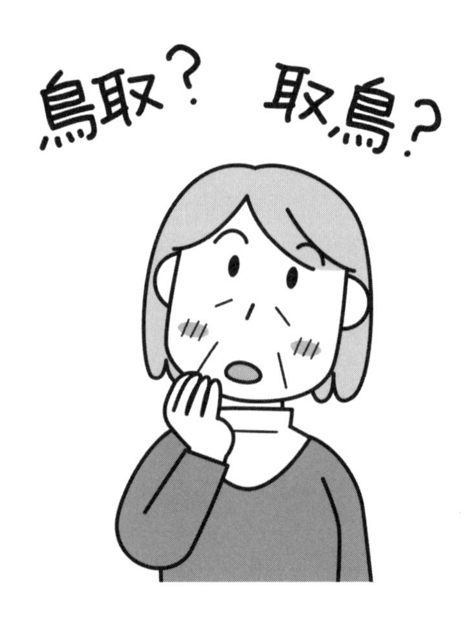

22 裏表記憶遊び トランプ編

下の９つのマスに，♠スペード，♡ハート，◇ダイヤ，♣クラブが入っています。

それをじっと見てください。覚えたと思ったら，次のページを開いてください。

そして，空いているマスに，下と同じになるように，♠，♡，◇，♣のマークを入れてください。

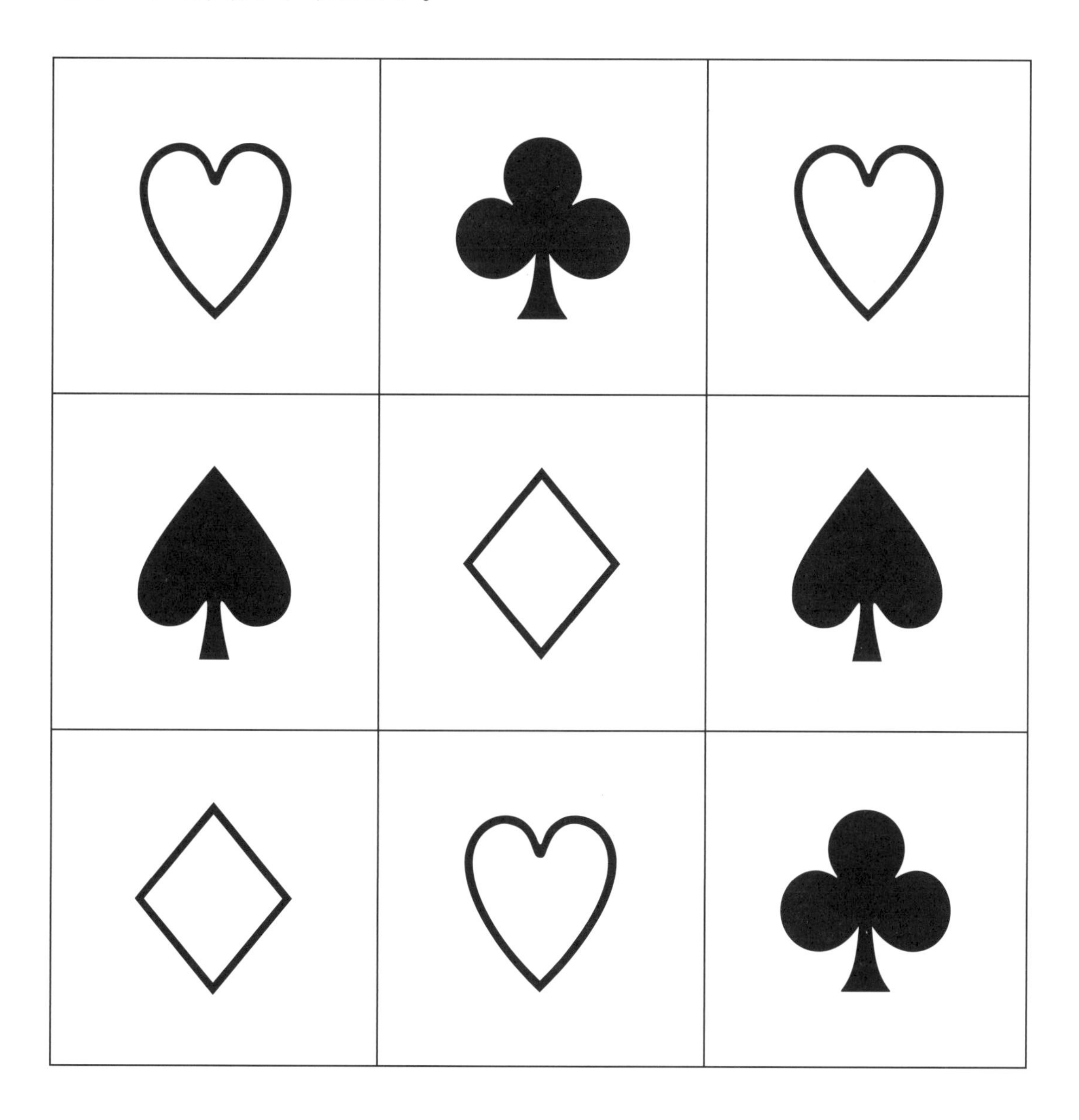

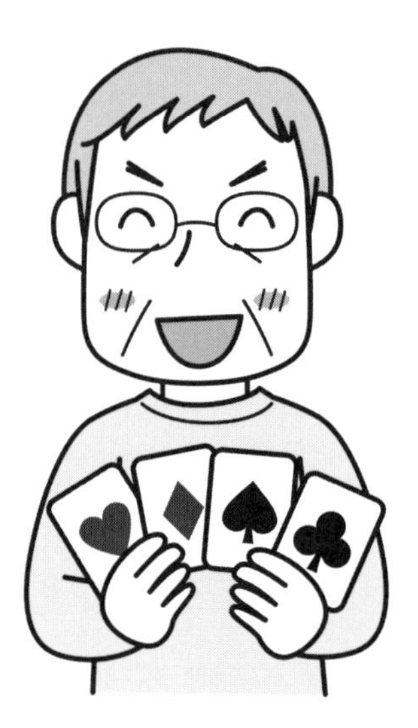

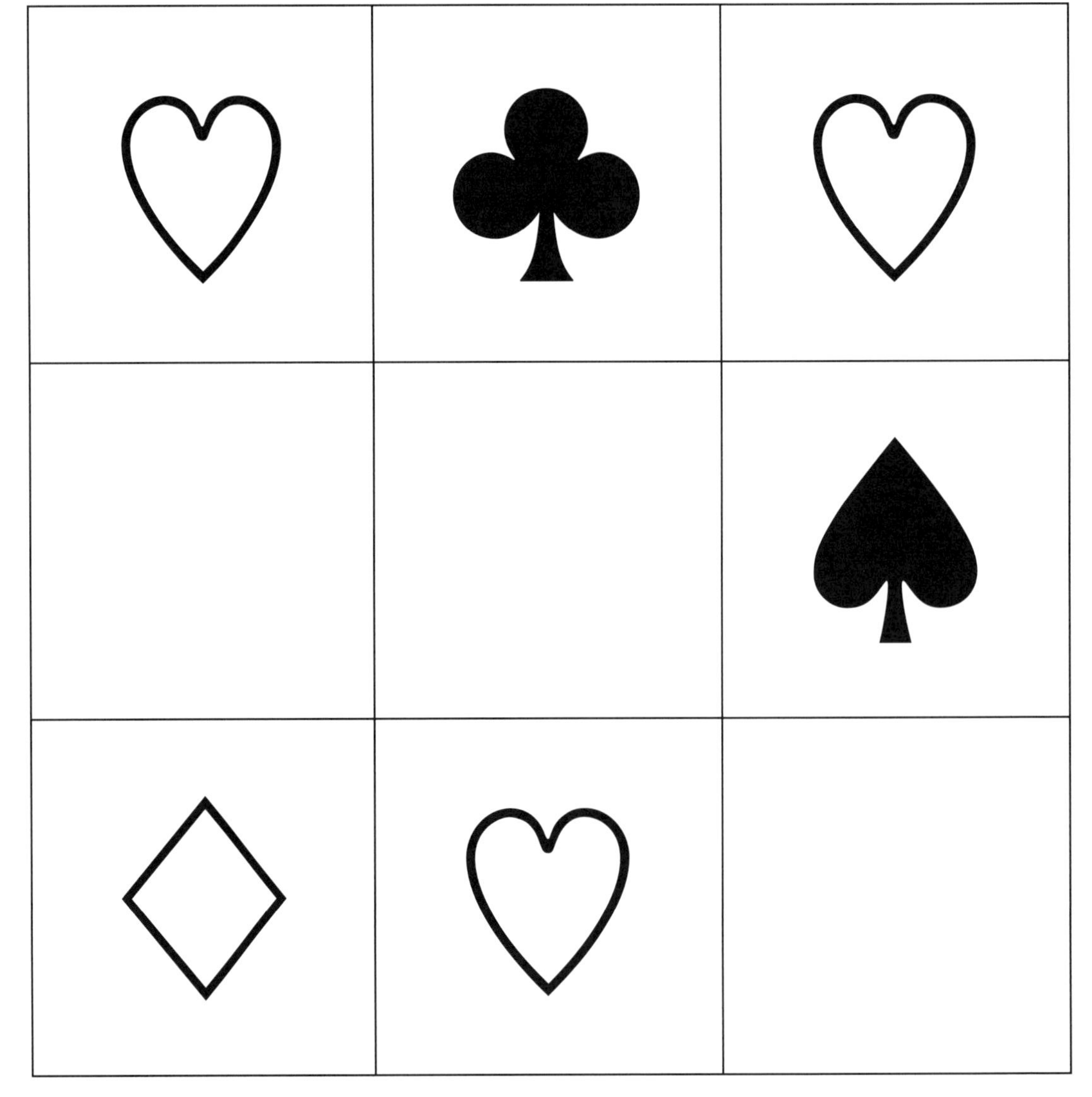

23 復習！　日本史○×クイズ②

昔ならった日本史を，○×クイズでもっと復習しましょう。

① 「五月雨(さみだれ)をあつめて早し最上川(もがみがわ)」は芭蕉(ばしょう)の俳句である。

② 1809 年，樺太(からふと)と大陸の間の海峡（間宮海峡）を調査した間宮林蔵(まみやりんぞう)は，その海峡を渡って，大陸へ行った。

③ 平安京は平城京より早くできた。

④ 菅原道真(すがわらのみちざね)は唐(とう)（中国）に行ったことがある。

⑤ 鎌倉幕府第３代将軍，源実朝(みなもとのさねとも)は優れた和歌を作った。

⑥ 野口英世は，ノーベル賞候補になったことがある。

⑦ 白瀬矗(のぶ)が南極探検に使った開南丸(かいなんまる)は，もとは漁船だった。

⑧ 日本の年号で期間が一番長いのは，昭和である。

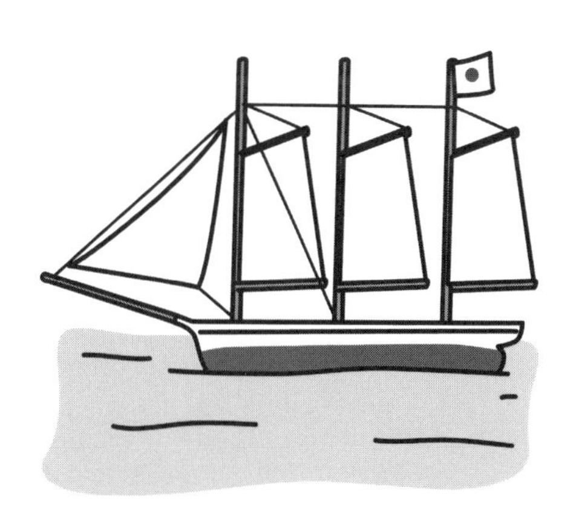

24 呼ぶよりそしれ

次の言葉はどういう時に使われるのでしょう。２つの絵のうち正しい方を選んでください。

① 呼ぶよりそしれ

A

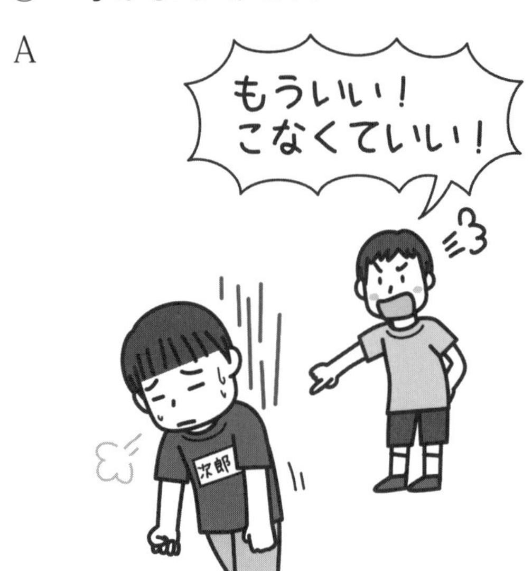
もういい！
こなくていい！
次郎

B

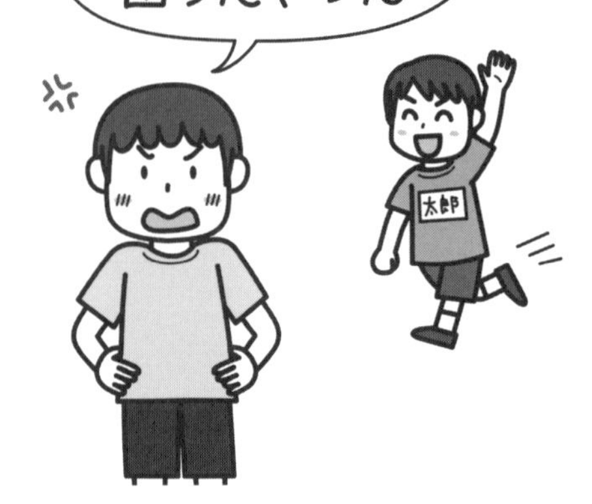
太郎は
いつも遅いなぁ
困ったやつだ
太郎

② 穴があったら入りたい

A

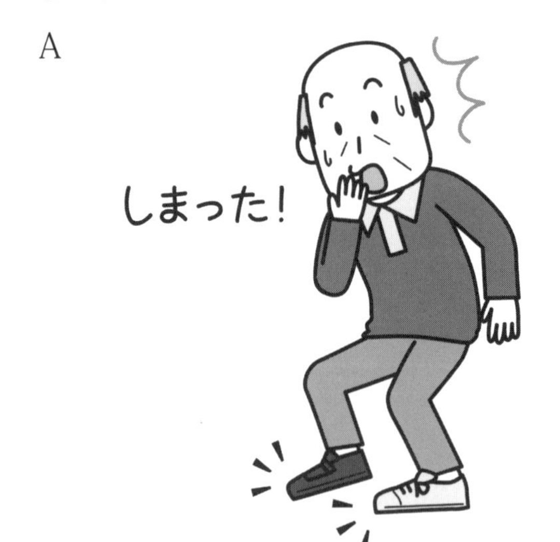
しまった！

B

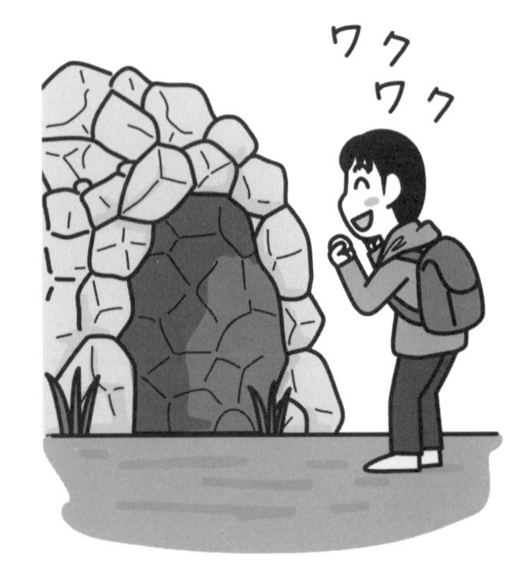
ワク
ワク

③　手前味噌

A

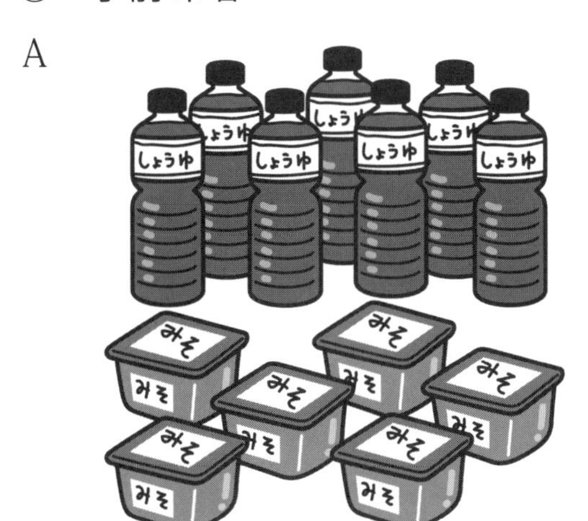

B

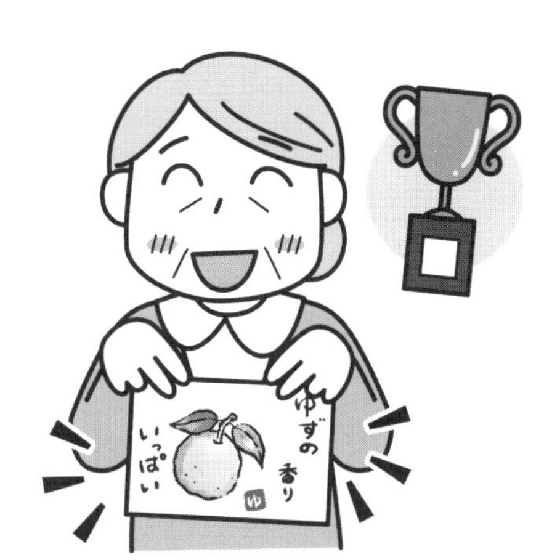

④　鷲づかみ

A

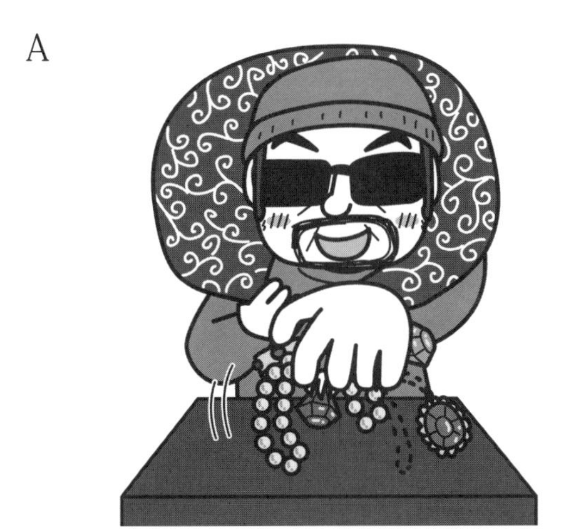

B

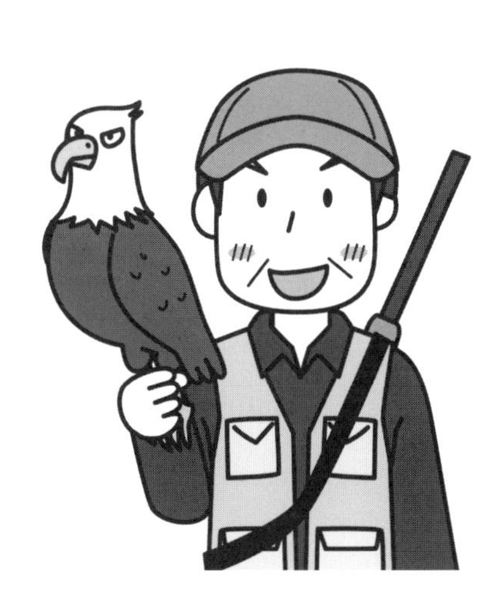

⑤　ど忘れ

A

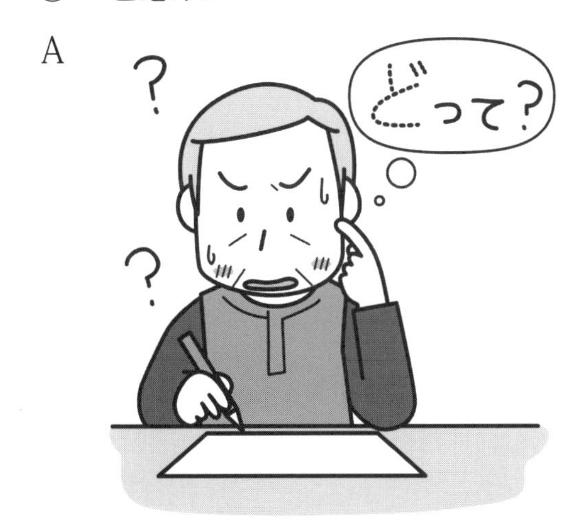

B

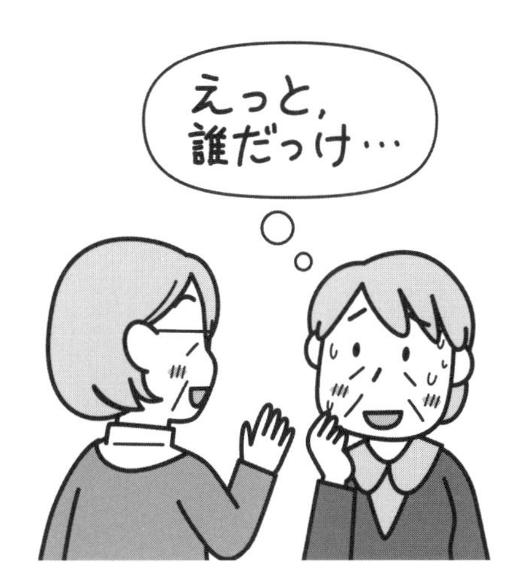

25 復習！ ○○の付く都道府県

都道府県は，１都１道２府 43 県あります。共通する言葉が付いている県がいくつもあります。次の問題に答えてください。

同じ県を何回使ってもＯＫです。

1 答えが1つ

① 川の付く都道府県を１つあげてください。

② 色の付く都道府県を１つあげてください。

③ 愛の付く都道府県を１つあげてください。

④ 岡の付く都道府県を１つあげてください。

⑤ 季節の付く都道府県を１つあげてください。

⑥ 知の付く都道府県を１つあげてください。

⑦ 新の付く都道府県を１つあげてください。

⑧ 賀の付く都道府県を１つあげてください。

2　答えが２つ

①　大の付く都道府県を２つあげてください。

②　長の付く都道府県を２つあげてください。

③　動物の付く都道府県を２つあげてください。

④　方角の付く都道府県を２つあげてください。

⑤　城の付く都道府県を２つあげてください。

⑥　体の一部が付く都道府県を２つあげてください。

3　答えが３つ

①　山の付く都道府県を３つあげてください。

②　島の付く都道府県を３つあげてください。

26 文章，おもしろクイズ

1つの文章に2つ間違いがあります。正しく直してください。

① 昨日は，町子さんと街の中芯に出て，コフェラテを飲みました。

② 今日は，花子さんと池下鉄で水俗館にペンギンを見に行きました。

③ 明日は，太郎さんと「八十日間世界一週」の英画を見に行くつもりです。

④ 明後日は，雄一さんと遊遠地のジェットゴースターに乗りに行きます。

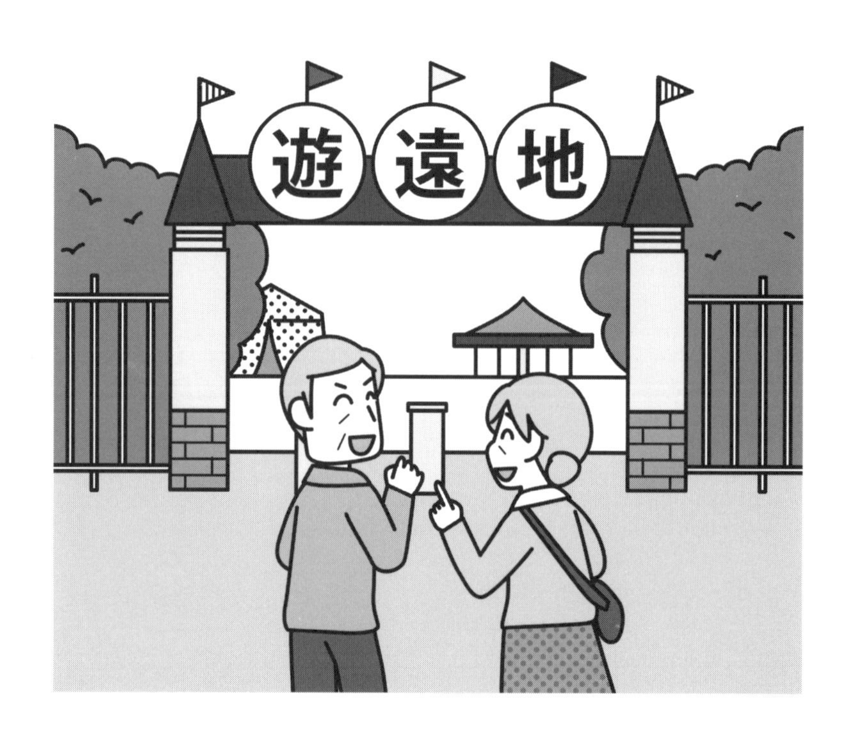

27 裏表記憶遊び　町の地図編

裏の地図は，表の地図と３つ違っています。さて，どこでしょう。

まず，表の地図をじっと見て，そのあと裏の地図を見て当ててください。

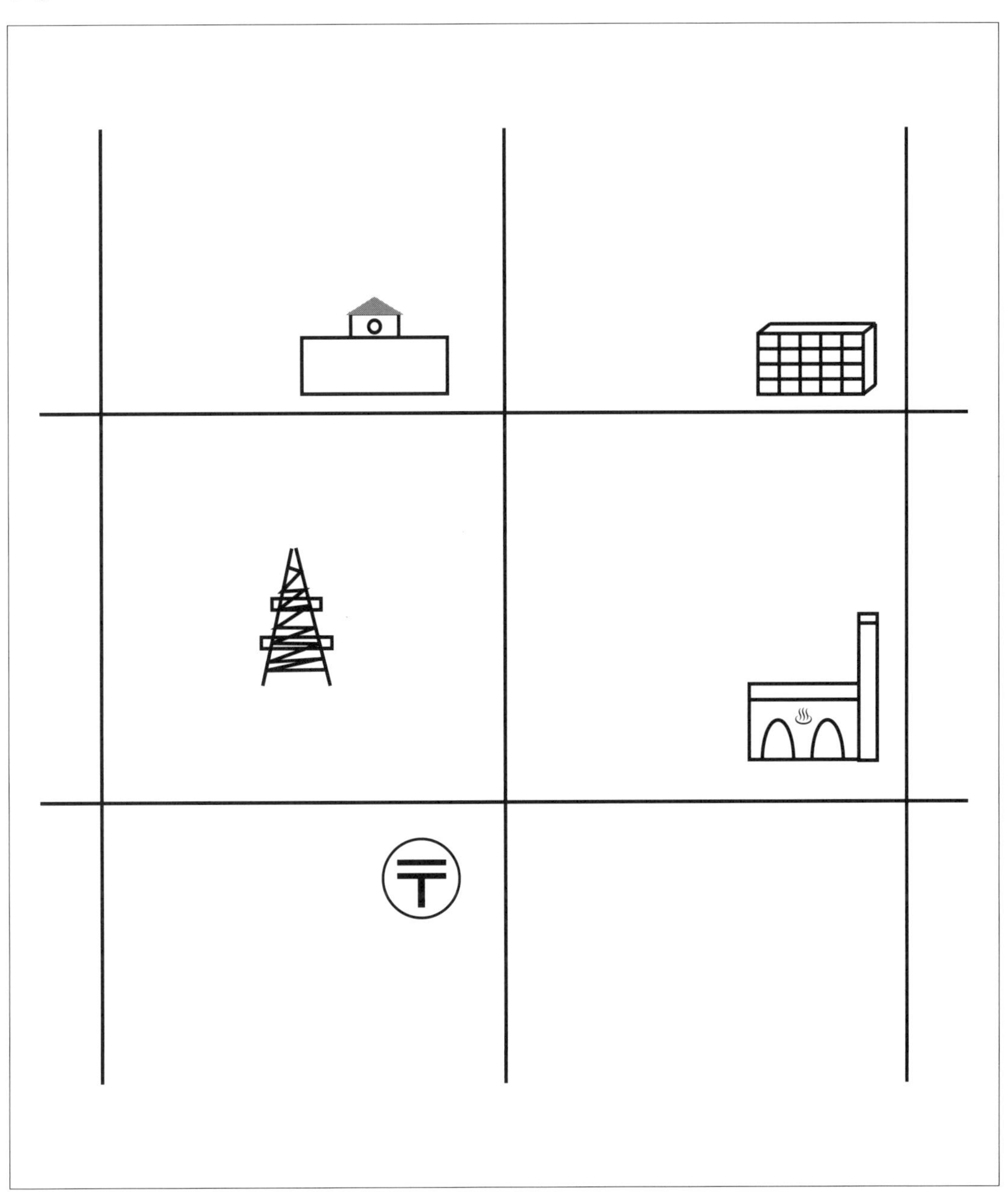

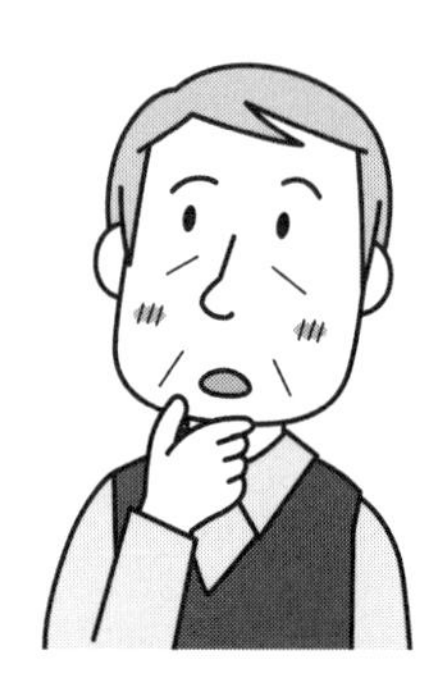

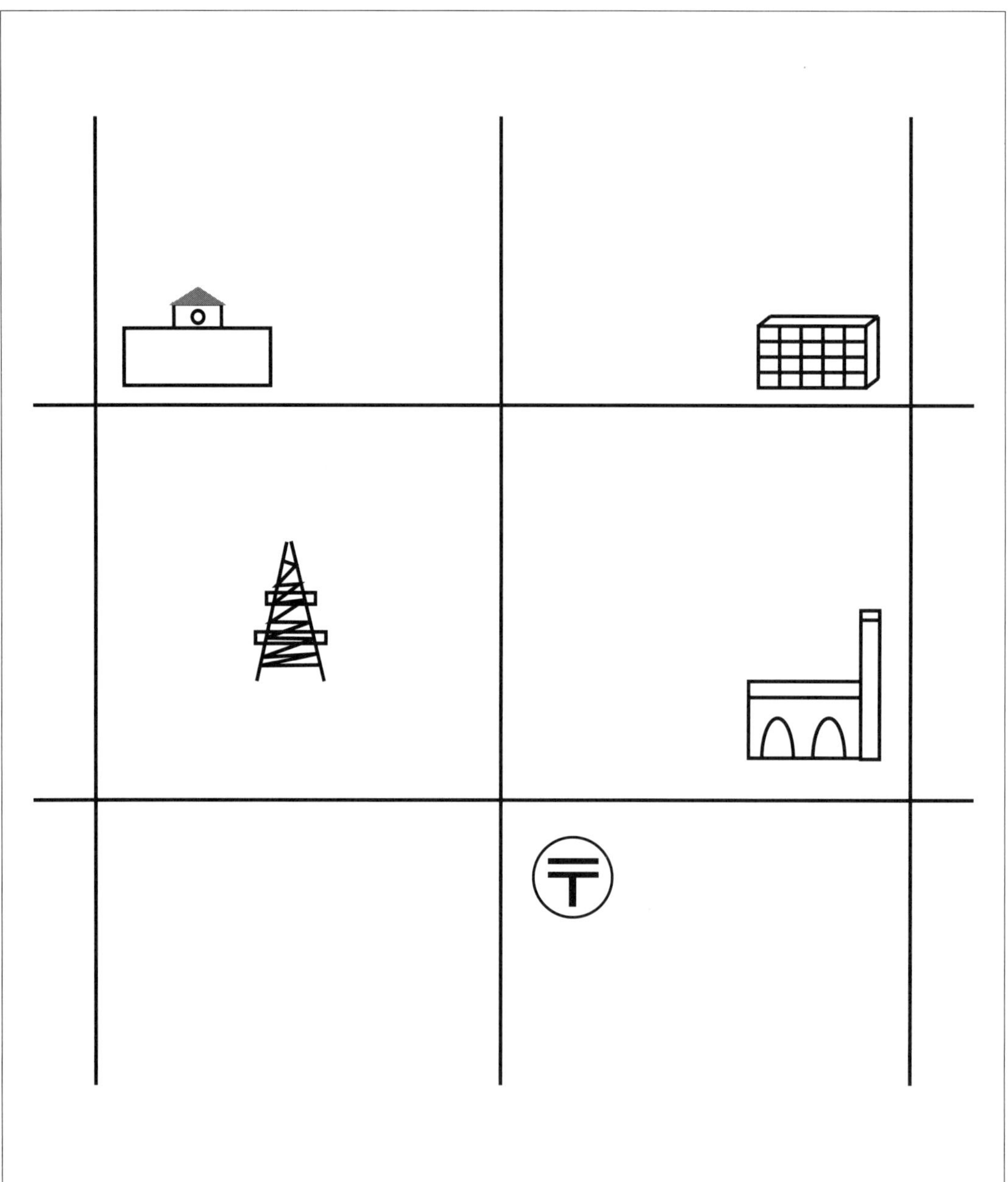

28 文章，穴埋めクイズ

□の中に，AかBか正しい方を入れてください。

① 昨日は，二郎さんと公園の池でボートに□。
（A 乗ります　B 乗りました）

② 今日は，美子さんとピクニックに行きましたが，ぜんぜん□。
（A 雨はふりました　B 雨はふりませんでした）

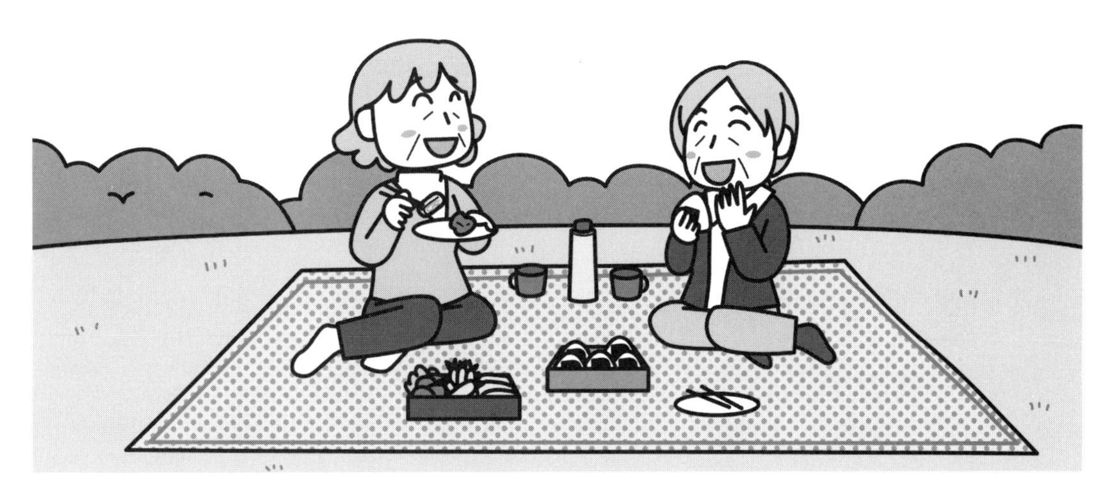

③ 明日は，晶子さんと体操教室に□。
（A 行きます　B 行きました）

④ 五郎さんはパリでは，ワインをほとんど□。
（A 飲みました　B 飲みませんでした）

29 不思議の国の商店街

不思議の国の商店街にきました。さて，何屋さんでしょうか。

① 前から読んでも後ろから読んでも同じお店屋さん。

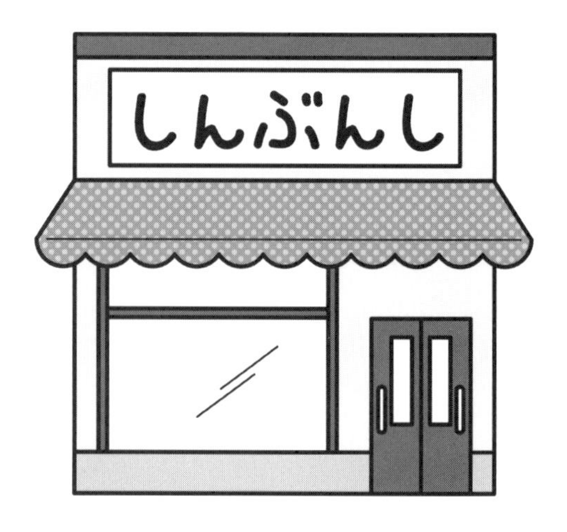

② ゴジラの敵の怪獣の名に似ているお店屋さん。

③ 危険な？ お店屋さん。

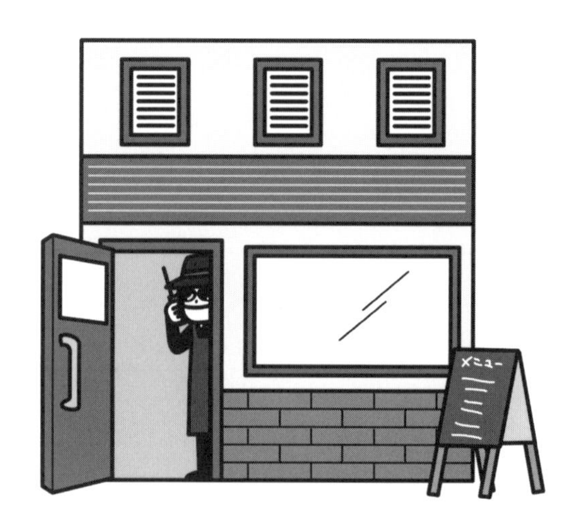

④　笑い顔の看板のお店屋さん。

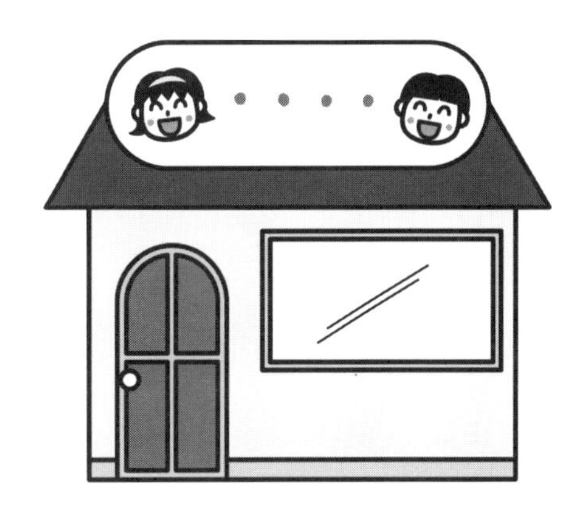

⑤　坂を上って行ったらあったお店屋さん。

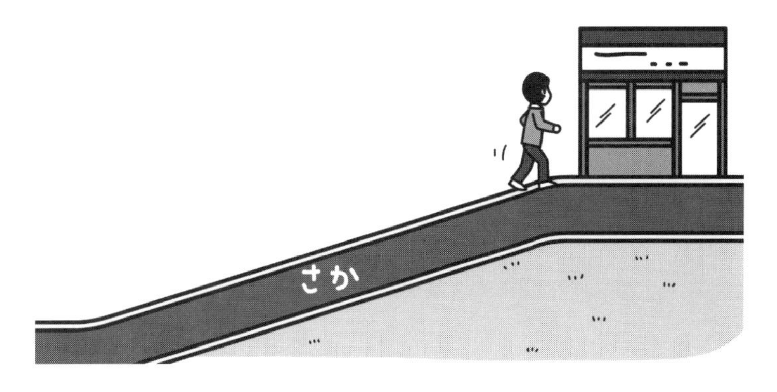

⑥　坂を下って行ったらあったお店屋さん。

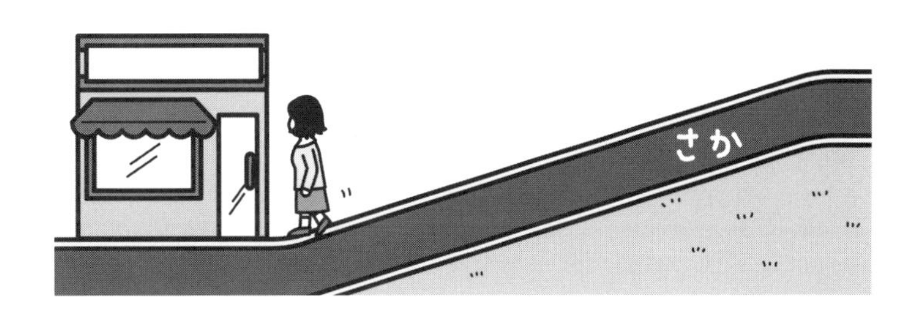

⑦　近くにあったお店屋さん。

全然不思議でなかったですね。

30 将棋の駒どっちに進める？

王将は，タテヨコ斜め後ろ，どちらの方向にも一つずつ進めます。では，次の場合，矢印の方向にコマは進めるでしょうか？　進める方を選んでください。

① 歩（ふ）

ア

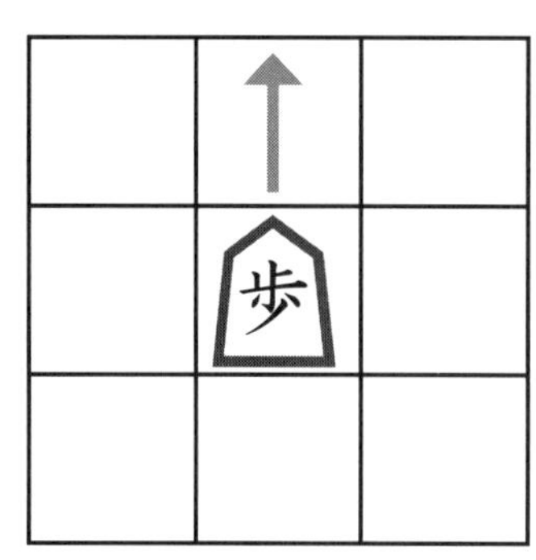

イ

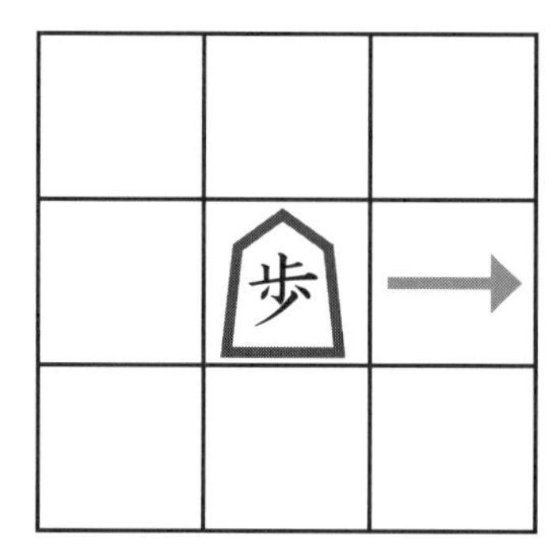

② 角（かく）

ア

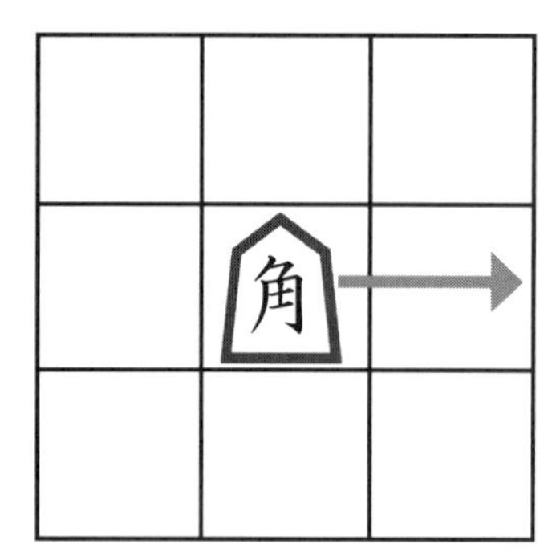

イ

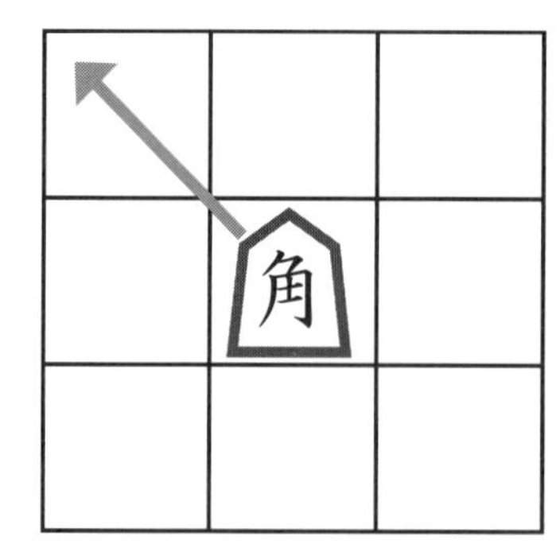

③ 飛車（ひしゃ）

ア

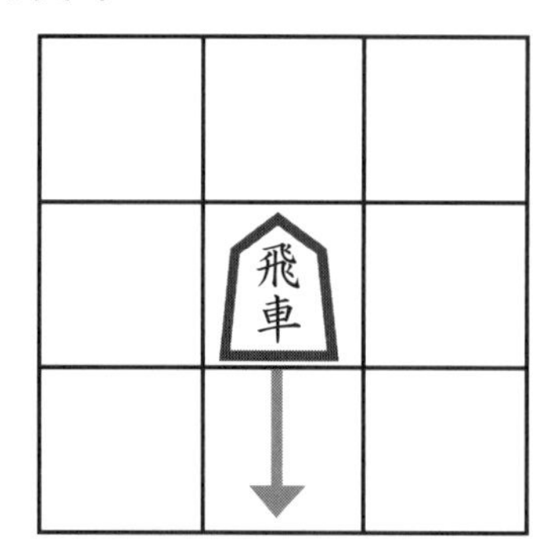

イ

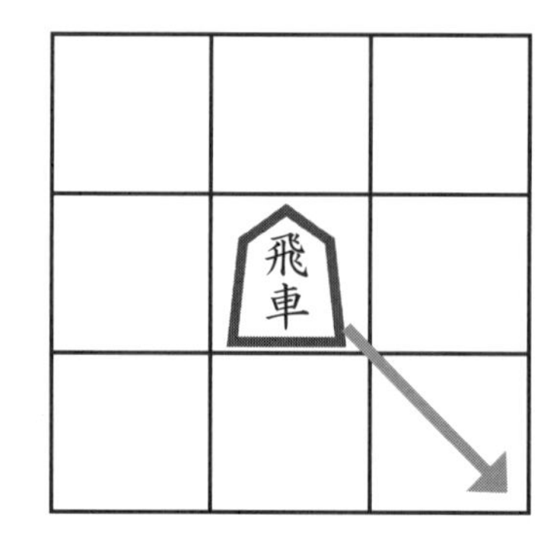

④ 金（きん）

ア

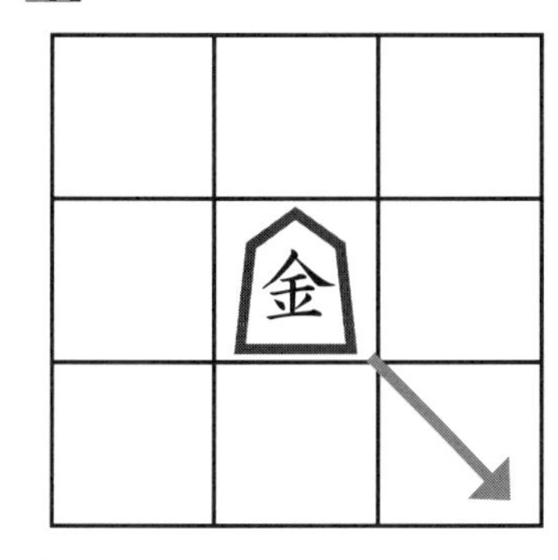

イ

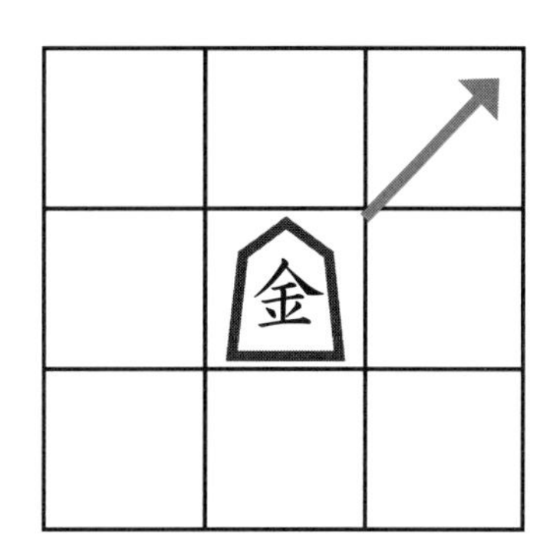

⑤ 銀（ぎん）

ア

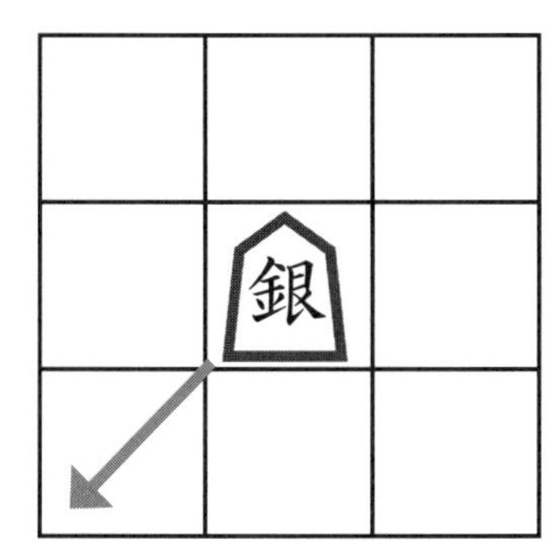

イ

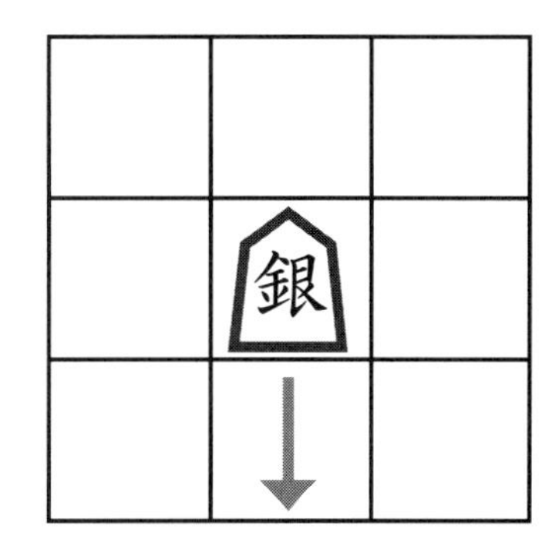

⑥ 桂馬（けいま）

ア

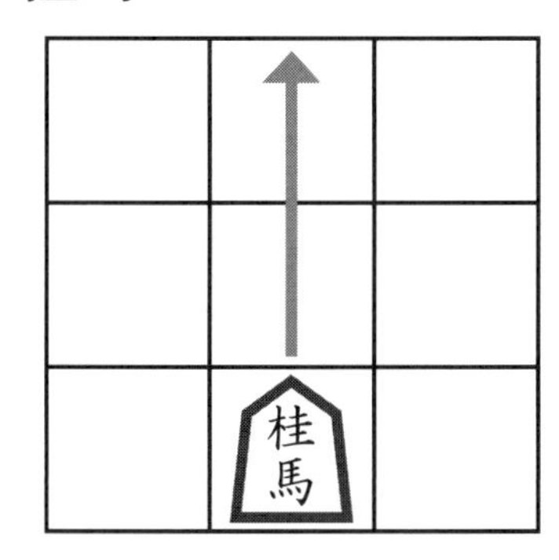

イ

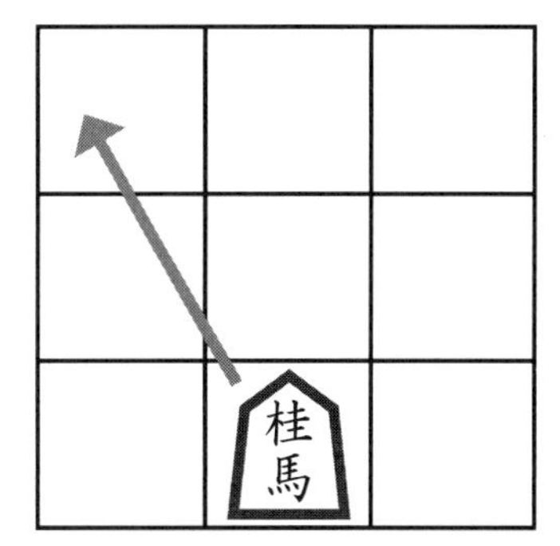

⑦ 香車（きょうしゃ）（やり）

ア

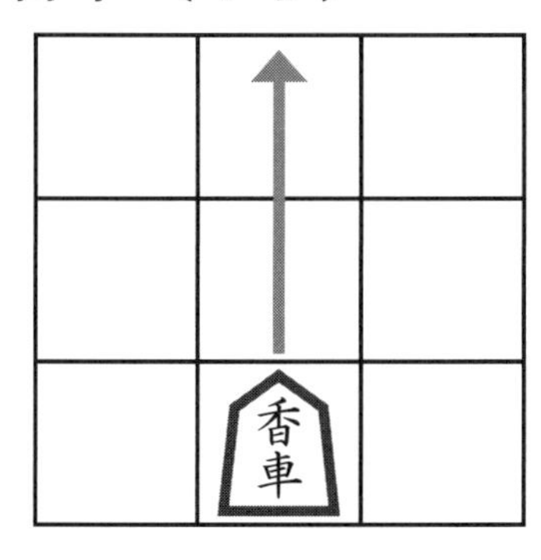

イ

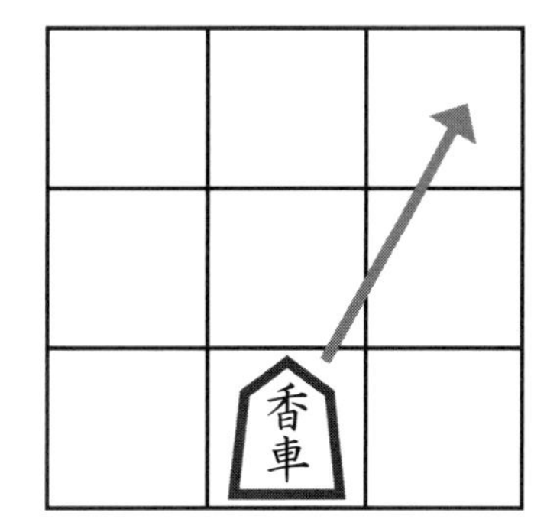

31 グラフ，どっちが伸びている？

① 太郎さんと二郎さんが，それぞれ自分の成績の向上をグラフにしました。さて，どちらの成績が伸びているでしょうか。

ア 太郎さん

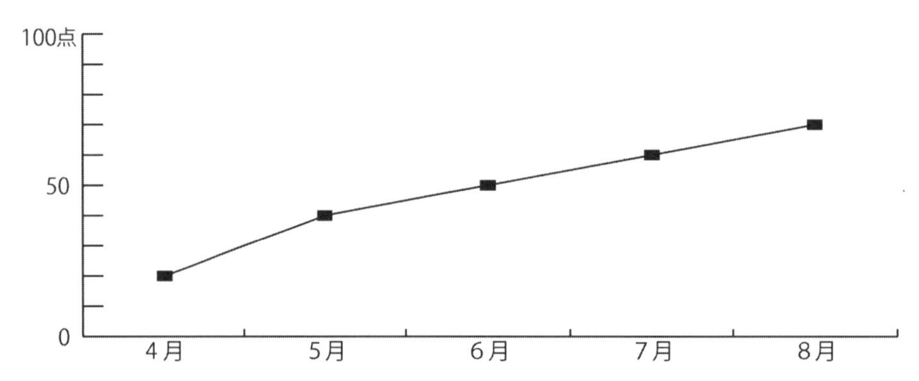

イ 二郎さん

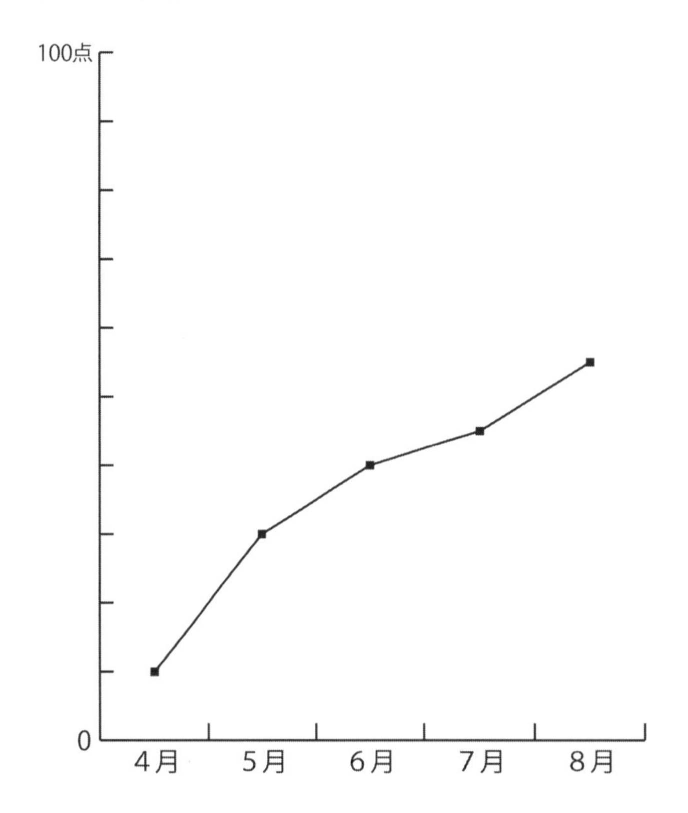

② 美子さんと花子さんが，それぞれ自分の貯金の増加をグラフにしました。さて，どちらの貯金が伸びているでしょうか。

ア　美子さん

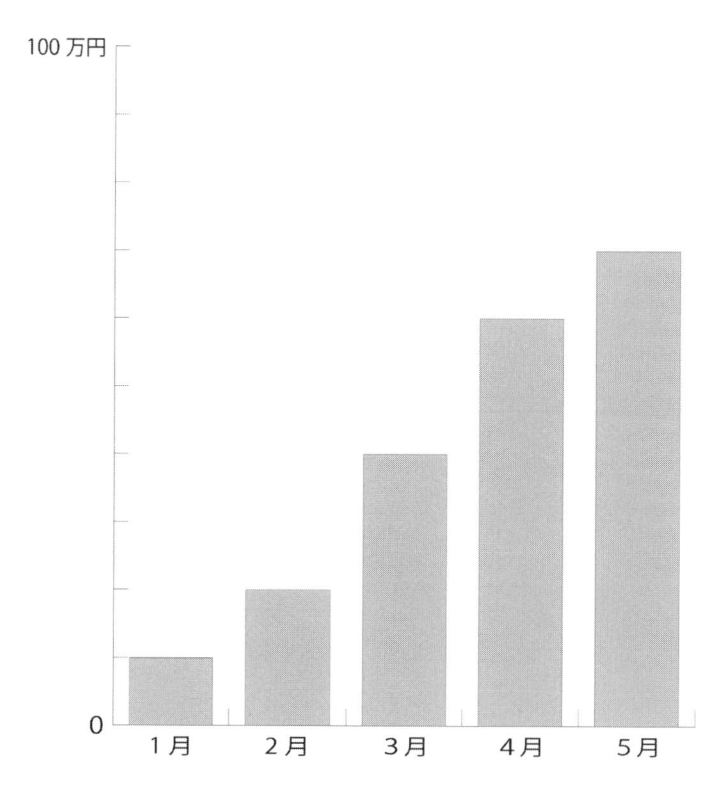

イ　花子さん

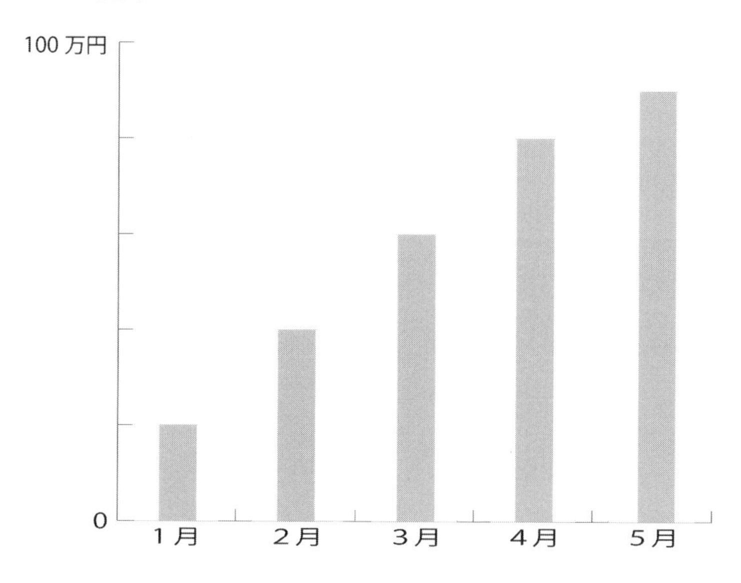

グラフにごまかされないようにしましょう！

32 あなたの語彙力確認クイズ③

この会話，1ヵ所おかしいところがあります。正しい言い方に直してください。

①「彼は最近カーリングを習い始めたらしい。」
「僕はスノーボードを習い始めたよ。」
「元気ほつれつだね。」

②「裏庭でポチが地面に爪を立てて鳴くからそこを掘ってみると，大判小判がざくざく。うれしかったね。」
「ここ掘れにゃんにゃんとはこのことだ。よかったね。」

③「彼から聞いたけど，彼女は最近離婚したようだよ。」
「ほんと！　彼はまったく極楽耳だ！　気を付けよう。」

④「朝早く起きて散歩していたら，君の家の前で百円拾ったんだ。早起きは百文の徳だね。」
「昨日，お釣りが百円足りなくてなんか変だったんだ。百円返してよ。」

⑤「一生懸命パソコンで年賀状の住所録を打ち込んだけど，最後の最後に，どっかのキーに触ったらしくて，消えてしまったんだ。とほほ。」
「とんだ指折り損のくたびれもうけだったね。」

33 ６人の顔を覚えましょう

このページの顔を 30 秒くらいじっと見て，覚えたと思ったら，次のページの問題に答えてください。今度は６人を覚えてみましょう。

①

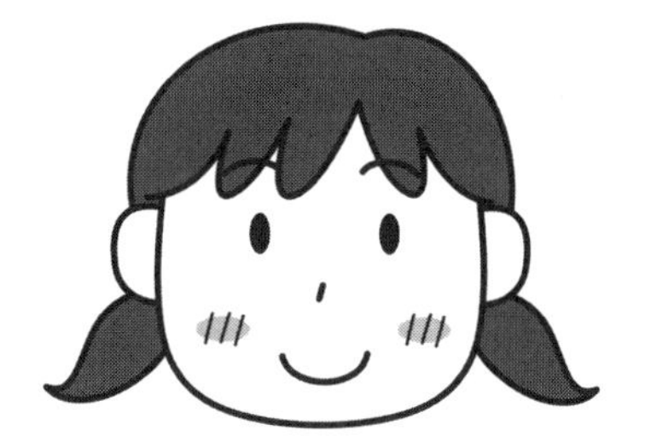

②

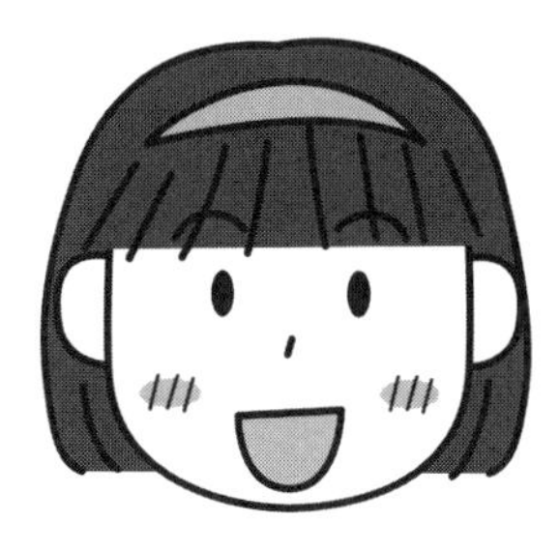

③

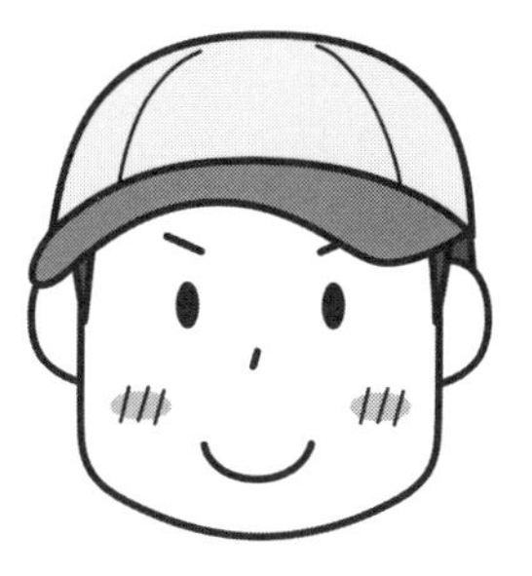

④

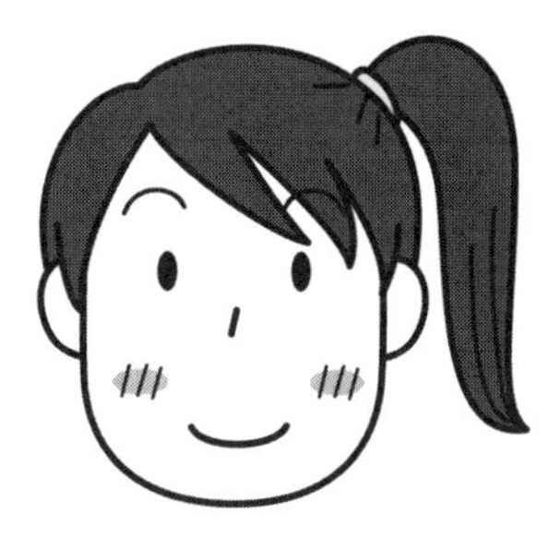

⑤

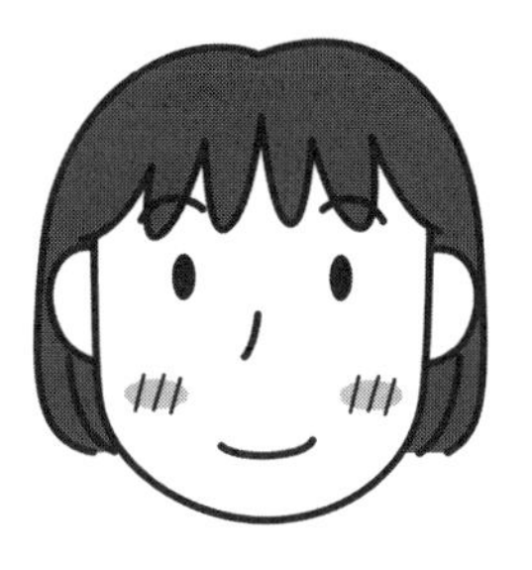

⑥

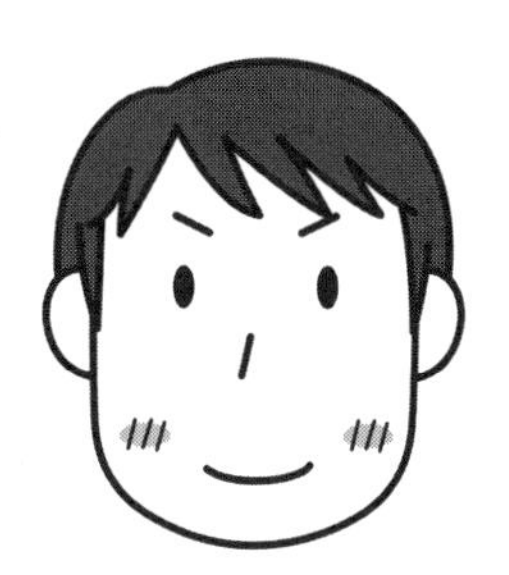

問題１
　男の人は何人いましたか？

問題２
　髪を結んでいる人は何人いましたか？

問題３
　右下の人は，女の人でしたか？

問題４
　③の人は，帽子をかぶっていましたか？

問題５
　口を開けている人は何人いましたか？

どんな顔だっけ？

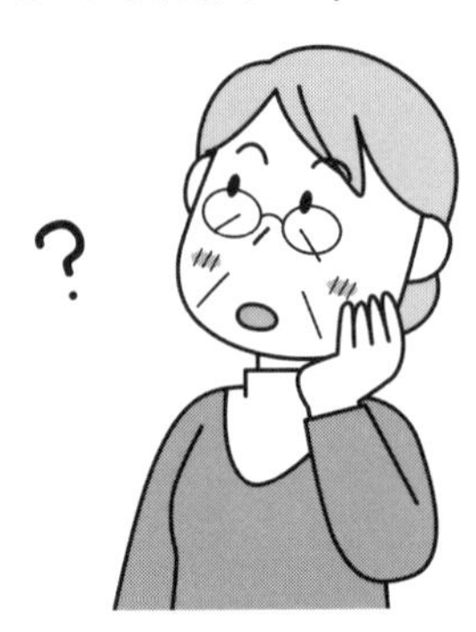

34 究極のクロスワードパズル

たった4マスのクロスワードパズルです。
⑤と⑥は少し難しいです。

①

1	2
3	

タテの鍵

1　最近はこわいものが上陸。
2　ご飯のこと。

ヨコの鍵

1　なめると甘い。
3　借りるとついてくるもの。

②

1	2
3	

タテの鍵

1　白身の反対。
2　おもに2つのことをします。

ヨコの鍵

1　○○人形はキレイだなぁ。
3　人が歩けばできるもの。

③

タテの鍵

1　何も入っていません。

2　濃い青。

ヨコの鍵

1　昔。

3　文章を記入する枠。

④

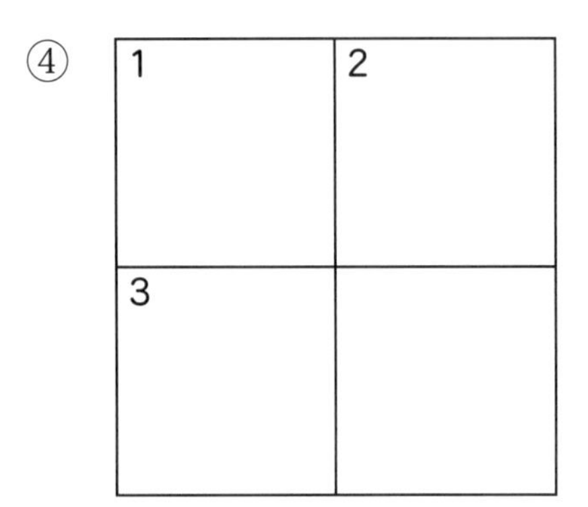

タテの鍵

1　南の王国。

2　出かけてます。

ヨコの鍵

1　酒を貯蔵します。

3　ずっと昔は，あまり使いませんでした。

おまけ 1

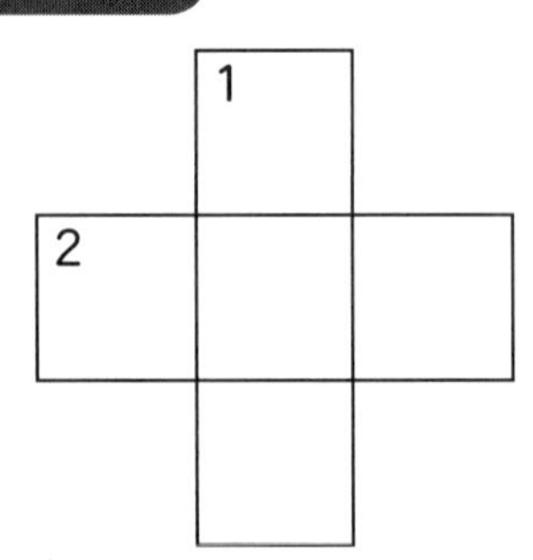

タテの鍵

1　硬貨。

ヨコの鍵

2　合図。

⑤

タテの鍵

1　東風。

2　あの人は，○○的でしっかりしている。

ヨコの鍵

1　化かす生き物。○○の輩。

3　○○として，進まない。

⑥

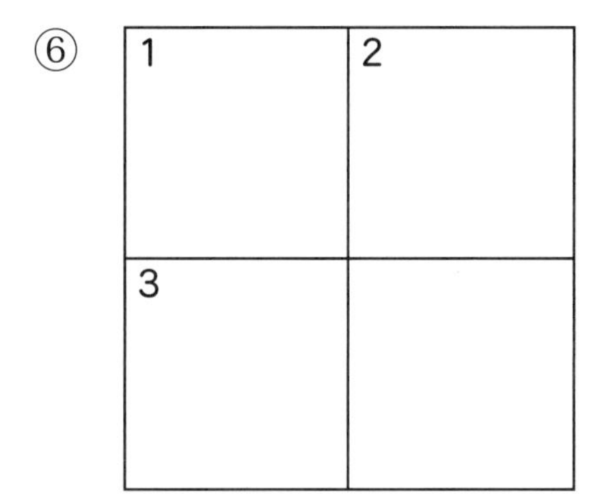

タテの鍵

1　かたくなること。

2　帰り。

ヨコの鍵

1　七十歳。

3　オタマジャクシ。

おまけ2

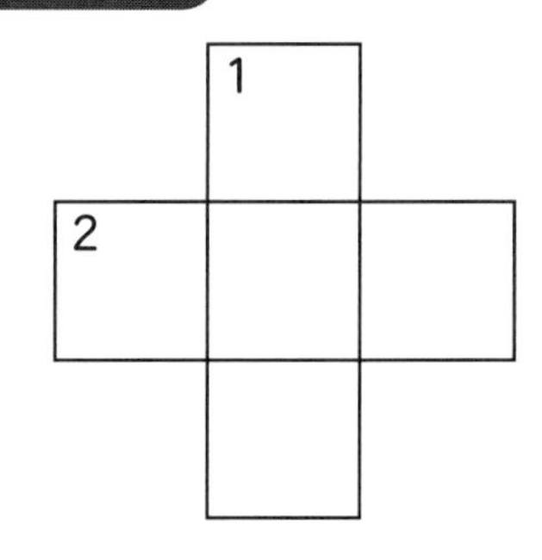

タテの鍵

1　独逸。

ヨコの鍵

2　瑞西。

クイズの答え

1　十二支の順番って？（p 6）

①ア　②イ

2　東西南北って？（p 8）

①イ　②イ　③イ

3　電気をつけよう（p 9）

B－④，C－②，D－①，E－⑤

4　判じ絵①（p 10）

①うちわ　②さいふ　③すいか　④おにぎり

5　4人の顔を覚えましょう（p 11）

問題１－２人　問題２－２人　問題３－○　問題４－×　問題５ー×

6　おもしろ数字クイズ（p 13）

A―30　＊４月は小の月で30日。　B―31　＊10月は大の月で31日。

＊小の月（31日ない月）は，にしむくさむらい「二四六九士（さむらい）」と覚えます。

7　写真，間違いさがし（p 14）

①C　＊大阪府にある。他は奈良県にある。Aは大仏殿，Bは春日大社，Cは大阪城，Dは薬師寺西塔。

②B　＊川。他は海。Aはエーゲ海（ギリシャ），Bは桂林の漓江（りこう）（中国），Cはインド洋（インドネシア），Dはソグネフィヨルド（峡湾）（ノルウェー）。

8　尺貫法って昔あったね（p 16）

①×　＊１寸＝約3.03㎝。　②×　＊１尺＝10寸。

③○　＊1貫＝3.75kg　④×　＊1坪＝3.306㎡。約2畳分が1坪。⑤軽い　＊600g。　⑥○　＊イギリスから食パンが入ってきたとき，ひと山が1ポンド（450g）くらいだったそうです。ポンドは洋斤といいます。それで食パンひと山を1斤というようになりました。今は，包装食パンの表示に関する公正競争規約によって，1斤は340g以上となっています。本当の1斤は600 gです。⑦○　＊フィルムの長い物のことから。⑧尺取虫　⑨○　＊ほんの少しという意味で使われている。⑩真珠　＊1匁＝3.75g

9　スーパーの大売出し（p 18）

①300円　＊150円×2＝300円

②400円　＊（100円×4－100円）＋100円＝400円

③300円　＊120円×5×1/2＝300円

④150円　＊4本＋2本＝6本　4本：30円×3＝90円
　30円×2＝60円　90円＋60円＝150円

⑤1560円　＊14缶：650円×2＝1300円　1300円＋130円×2
　＝1560円

10　隣の県はどこ？（p 20）

①×　②○　③×　④○　⑤×　⑥○　⑦○　⑧○　⑨×　⑩○

11　復習！　日本史○×クイズ①（p 22）

①○　＊239年，魏へ使者を送って銅鏡100枚をもらった。

②○　＊聖徳太子は，少年のころ物部守屋（もののべのもりや）との戦いに参加して勝った。

③×　＊671年，天智天皇が漏刻を大津宮に作り，鐘と太鼓で時を知らせた。

④×　＊『源氏物語』は11世紀初めにでき，光源氏という絶世の美男子が，貴族の世界で恋愛を繰り広げる話。

⑤×　＊1274年，1281年の2度の蒙古の襲来を退けた。

⑥×　＊織田信長は，豊臣秀吉より2歳年上だった。織田信長は1534年－1582年。豊臣秀吉は1536年－1598年。（秀吉は1537

年出生説もあります）

⑦○　＊ウイリアム・アダムズ 1564 年－ 1620 年。日本名は，三浦按針（みうらあんじん）。⑧○　＊前の年，オランダから聞いて知っていた。

12　裏表記憶遊び　宝島編（p 23）

下図参照

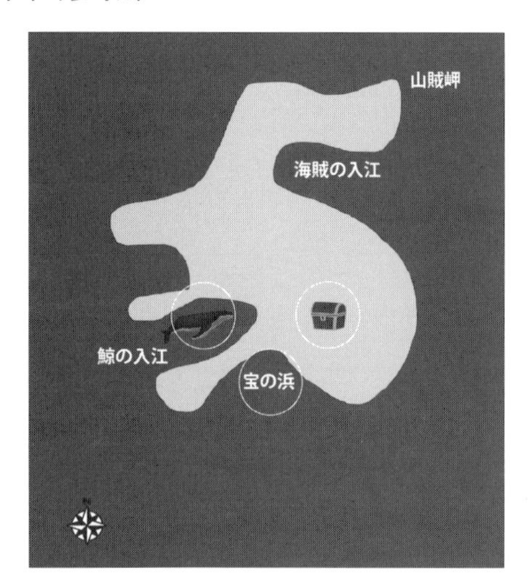

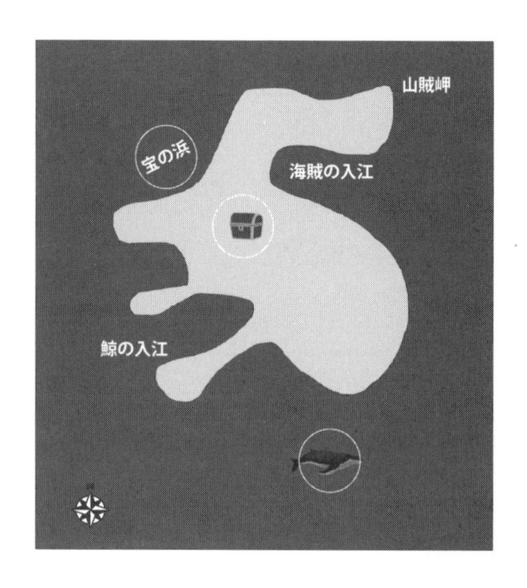

13　黒い●白い○（p 25）

①○　②×　③×　④○　⑤×　⑥○

14　あなたの語彙力確認クイズ①（p 27）

①×　＊二階に上げて→棚に上げて　②○　③×　＊あなたの目は節穴→お目が高い　④○

15　うろおぼえクイズ（p 28）

① 28 歳　＊ 30 － 2 ＝ 28 歳　② 26 歳　＊ 1 ＋ 30 － 5 ＝ 26 歳

③×　④○　⑤○　＊法的には，午前 12 時。　⑥×　＊ 20 世紀。西暦は 1 年（1 世紀）から始まる。　⑦○　⑧×　＊下流に向かって右側。⑨○　＊ 3776 m。ちなみに戦前は，台湾の新高山（玉山）3952 m。⑩×　＊京都は京都府。

16　あれ！　あの県どう書くんだっけ？（p 30）

①愛知県　②山梨県　③愛媛県　④群馬県　⑤大分県　⑥岐阜県

⑦山形県　⑧青森県　⑨和歌山県　⑩三重県　⑪熊本県

17　矢印，どっち向きだっけ？（p 31）

①○　②×　③○　④×

18　あなたの語彙力確認クイズ②（p 33）

①小判の持ち腐れ→宝の持ち腐れ　②二筋縄→一筋縄

③猫も木から落ちる→猿も木から落ちる　④生き仏→生き字引

⑤飛ぶ犬を落とす勢い→飛ぶ鳥を落とす勢い

20　判じ絵②（p 35）

①太鼓　②ぼうし　③バナナ　④新聞紙

21 漢字どっちが先？（p 36）

①鳥取県　②収集　③救急車　④森林　⑤午後

22　裏表記憶遊び トランプ編（p 37）

略

23　復習！ 日本史○×クイズ②（p 39）

①○　＊ 1689 年，山形県で梅雨の最上川を詠った俳句です。『おくのほそ道』にあります。　②○　＊樺太から当時清国領だった対岸まで行った。

③×　＊平安京（京都）遷都 794 年。平城京（奈良）遷都 710 年

④×　＊ 894 年，遣唐大使になったが，道真の意見で遣唐使は中止になった。⑤○　＊実朝 1192 年－ 1219 年。歌集に『金槐(きんかい)和歌集』1213 年。

⑥○　＊野口英世が最初にノミネートされたのは 1914 年です。

⑦○　＊約 200 トンだった。

⑧○　＊昭和 64 年まで（1926 年～ 1989 年）。２位は明治で，45 年まで（1868 年～ 1912 年）。

24　呼ぶよりそしれ（p 40）

①B　②A　③B　④A　⑤B

25　復習！ ○○の付く都道府県（p 42）

１①解答例：香川県，石川県，神奈川県　②解答例：青森県

③解答例：愛知県，愛媛県　④解答例：静岡県，岡山県

⑤解答例：秋田県　⑥解答例：愛知県，高知県

⑦解答例：新潟県　⑧解答例：佐賀県，滋賀県

２①解答例：大阪府，大分県　②解答例：長崎県，長野県

③解答例：熊本県，鳥取県，群馬県，鹿児島県

④解答例：北海道，東京都　⑤解答例：宮城県，茨城県

⑥解答例：岩手県，山口県

３①解答例：山梨県，和歌山県，富山県，山形県，岡山県，山口県

②解答例：福島県，広島県，島根県，徳島県，鹿児島県

26　文章，おもしろクイズ（p 44）

①中芯→中心／コフェラテ→カフェラテ

②池下鉄→地下鉄／水俗館→水族館

③一週→一周／英画→映画

④遊遠地→遊園地／ジェットゴースター→ジェットコースター

27　裏表記憶遊び 町の地図編（p 45）

下図参照

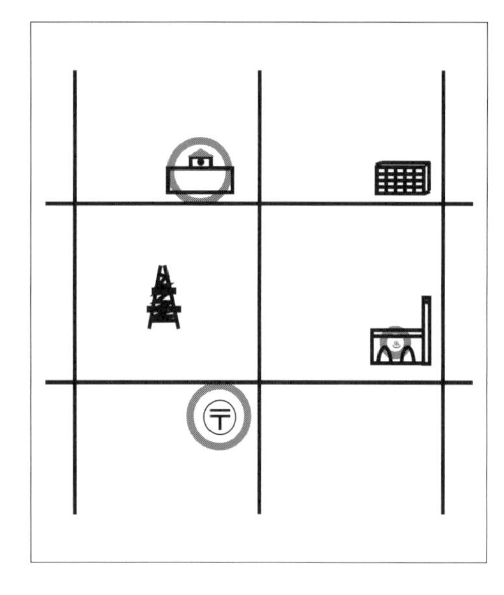

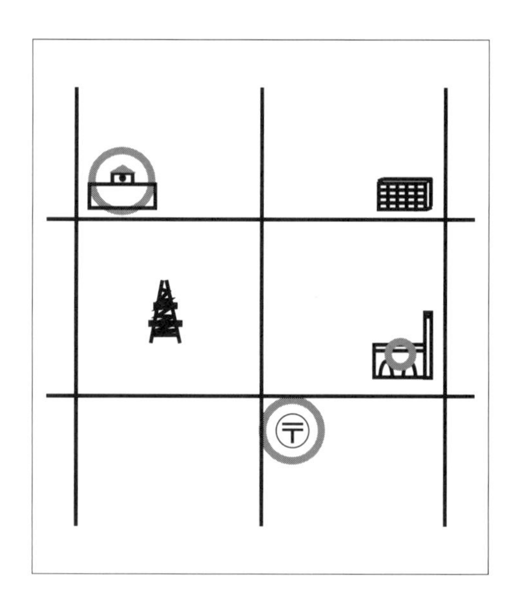

28　文章，穴埋めクイズ（p 47）

①B　②B　③A　④B

29　不思議の国の商店街（p 48）

①八百屋さん　②カメラ屋さん　③くすり屋さん　＊逆に読むと，「リ

スク（危険）」 ④お菓子屋さん　⑤酒屋さん　魚屋さん　居酒屋さんなど　⑥傘屋さん　⑦蕎麦(そば)屋さん

30　将棋の駒どっちに進める？（p 50）

①ア　②イ　③ア　④イ　⑤ア　⑥イ　⑦ア

31　グラフ，どっちが伸びている？（p 52）

①ア　太郎さん　②イ　花子さん

32　あなたの語彙力確認クイズ③（p 54）

①元気ほつれつ→元気はつらつ　②ここ掘れにゃんにゃん→ここ掘れわんわん　③極楽耳→地獄耳　④百文の徳→三文の徳　⑤指折り損→骨折り損

33　6人の顔を覚えましょう（p 55）

問題１－２人　　問題２－２人　問題３－×　問題４－〇

問題５－１人

34　究極のクロスワードパズル（p 57）

①

1 ア	2 メ
3 リ	シ

②

1 キ	2 ク
3 ミ	チ

③

1 カ	2 コ
3 ラ	ン

④

1 タ	2 ル
3 イ	ス

⑤

1 コ	2 リ
3 チ	チ

⑥

1 コ	2 キ
3 カ	ト

おまけ１

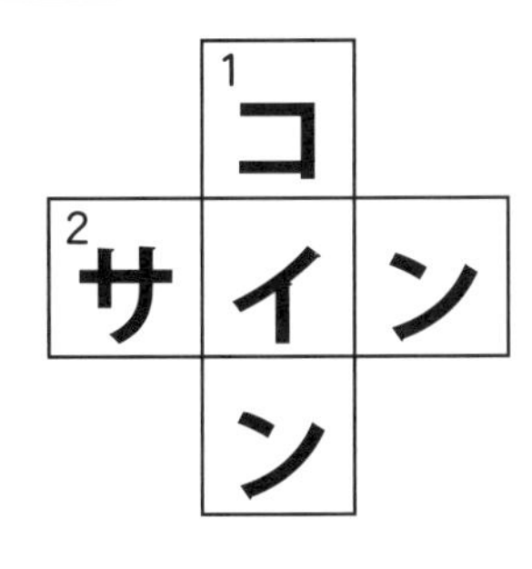

おまけ２

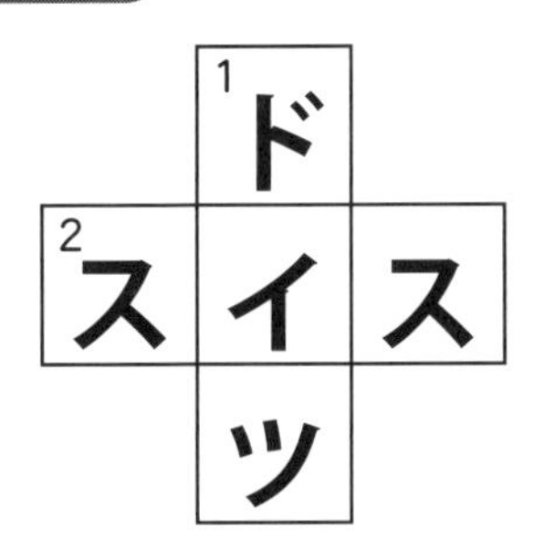

■編者紹介

脳トレーニング研究会

知的好奇心を満たし，知的教養を高めるクイズ，脳トレーニング効果のある楽しいクイズを日夜，研究・開発している研究会。著書に，『バラエティクイズ＆ぬり絵で脳トレーニング』『シニアのための記憶力遊び＆とんち・言葉クイズ』『シニアのための記憶力遊び＆脳トレクイズ』『シニアのための笑ってできる生活力向上クイズ＆脳トレ遊び』『シニアの脳を鍛える教養アップクイズ＆記憶力向上遊び』『シニアが毎日楽しくできる週間脳トレ遊び―癒やしのマンダラ付き―』『シニアの面白脳トレーニング 222』『クイズで覚える日本の二十四節気＆七十二候』『クイズで覚える難読漢字＆漢字を楽しむ一筆メール』『孫子の兵法で脳トレーニング』『コピーして使えるシニアの漢字で脳トレーニング』。

［お問い合わせ］

黎明書房（☎ 052-962-3045）まで

＊イラスト：さややん。

コピーして使える（つか）シニアの脳（のう）トレーニング遊び（あそ）

2018年11月1日　初版発行

編　者　脳（のう）トレーニング研究会（けんきゅうかい）
発行者　武馬久仁裕
印　刷　株式会社太洋社
製　本　株式会社太洋社

発行所　株式会社　黎明書房（れいめいしょぼう）

〒460-0002　名古屋市中区丸の内 3-6-27　EBS ビル
☎ 052-962-3045　FAX 052-951-9065　振替・00880-1-59001
〒101-0047　東京連絡所・千代田区内神田 1-4-9　松苗ビル 4 階
☎ 03-3268-3470

落丁本・乱丁本はお取替します。　ISBN978-4-654-05979-9